Raju Kurray · Benjamin Lennert

Tattoos mit Henna

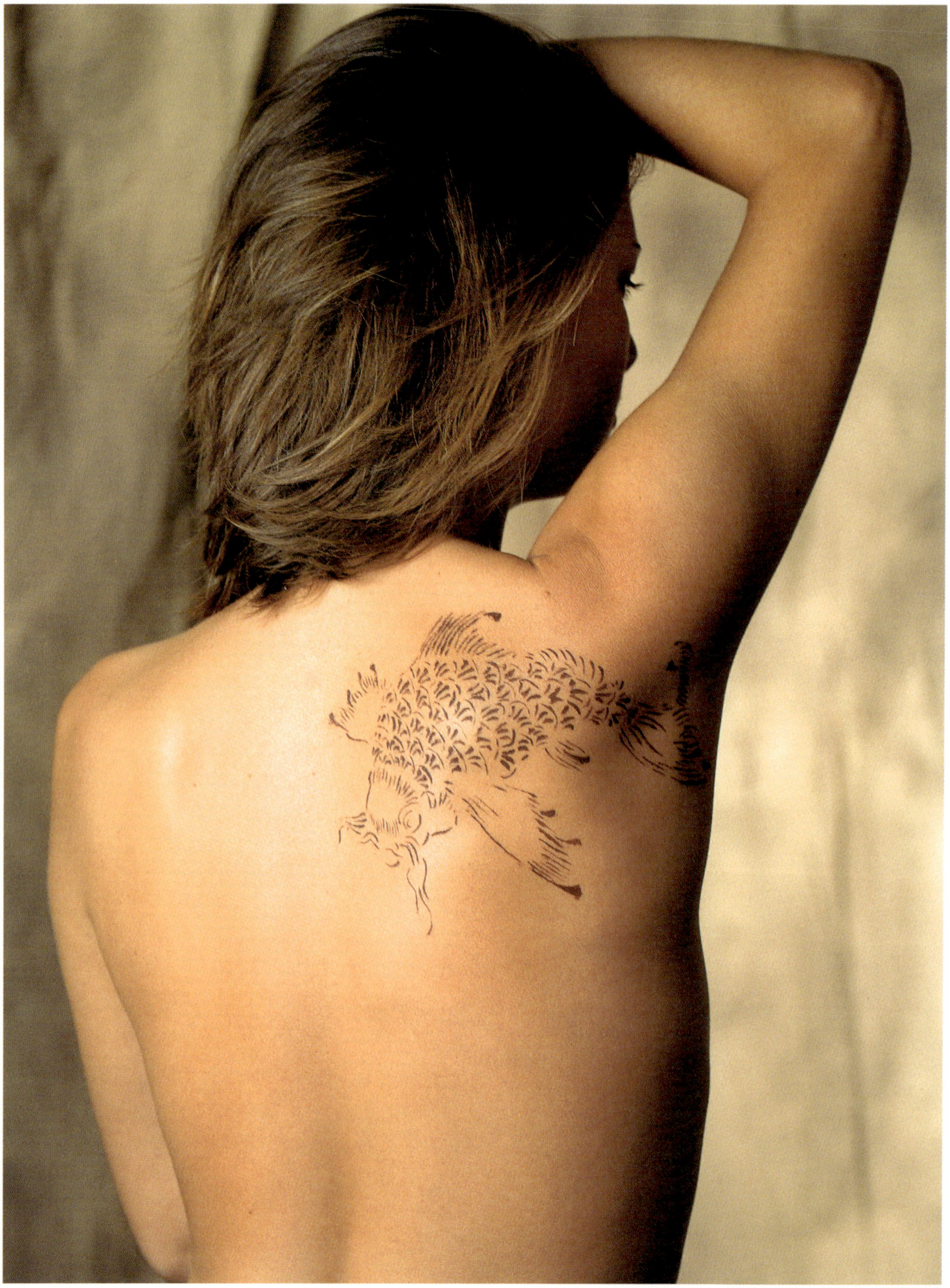

Raju Kurray · Benjamin Lennert

Tattoos mit Henna

So wird's gemacht

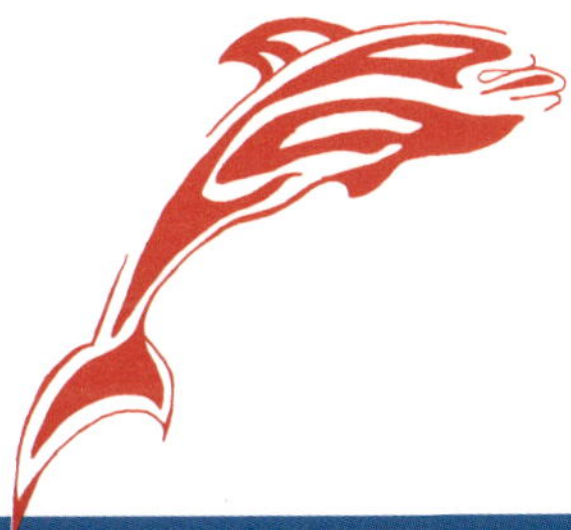

140 topaktuelle Muster mit Vorlagen und Mal-Set

Augustus

Inhalt

Vorwort

Zeichen auf der Haut sind ein Körperschmuck der besonderen Art. Sie zeigen, dass wir uns in unserer Haut wohl fühlen, dass wir uns akzeptieren, wie wir sind, und uns verschönern wollen, ohne etwas zu verhüllen oder zu verstecken.

Es ist anzunehmen, dass die Körperbemalung der älteste Ausdruck künstlerischen Schaffens in der Geschichte der Menschheit ist. Schon vor Jahrtausenden signalisierten Tattoos, dass ihr Träger in bestimmte Riten eingeweiht war, nun einem engeren Kreis angehörte und sich auf bestimmte Weise und mit besonderen Symbolen schmücken durfte.

Noch heute wirkt diese Tradition in den Mehndi-Ritualen Indiens und im Norden Afrikas fort. In diesen Ländern wird der Körper der Braut als Sinnbild für eine lange, glückliche Ehe mit Henna-Motiven geschmückt, die viele Wochen halten. Auch zu anderen festlichen Anlässen schmücken sich Frauen, manchmal aber auch Männer mit kunstvollen Henna-Tattoos. Das Zubereiten der Henna-Paste, das Auftragen auf die Haut und die Einwirkzeit der Paste sind oft ein wichtiger Teil des Festes. Die Motive werden sorgfältig ausgewählt, und die gemeinsame Bemalung hat einen kommunikativen, manchmal sogar meditativen Charakter. Denn die Zeichen und Motive haben immer auch eine ganz bestimmte Bedeutung – sie sollen die Menschen beschützen und vor Unheil bewahren.

Kein Wunder also, dass diese besondere Art des Körperschmucks großen Anklang findet, und sich immer mehr Menschen mit Henna – diesem altbewährten und natürlichen Pflanzenfarbstoff – Muster, Ornamente und Symbole auf die Haut malen, die nach einigen Wochen wieder vollständig verschwinden und keinerlei Spuren auf der Haut hinterlassen.

In diesem Buch finden Sie viele schöne Motive, die Sie mit ein bisschen Übung auch ganz leicht nachzeichnen können. Versuchen Sie es einfach!

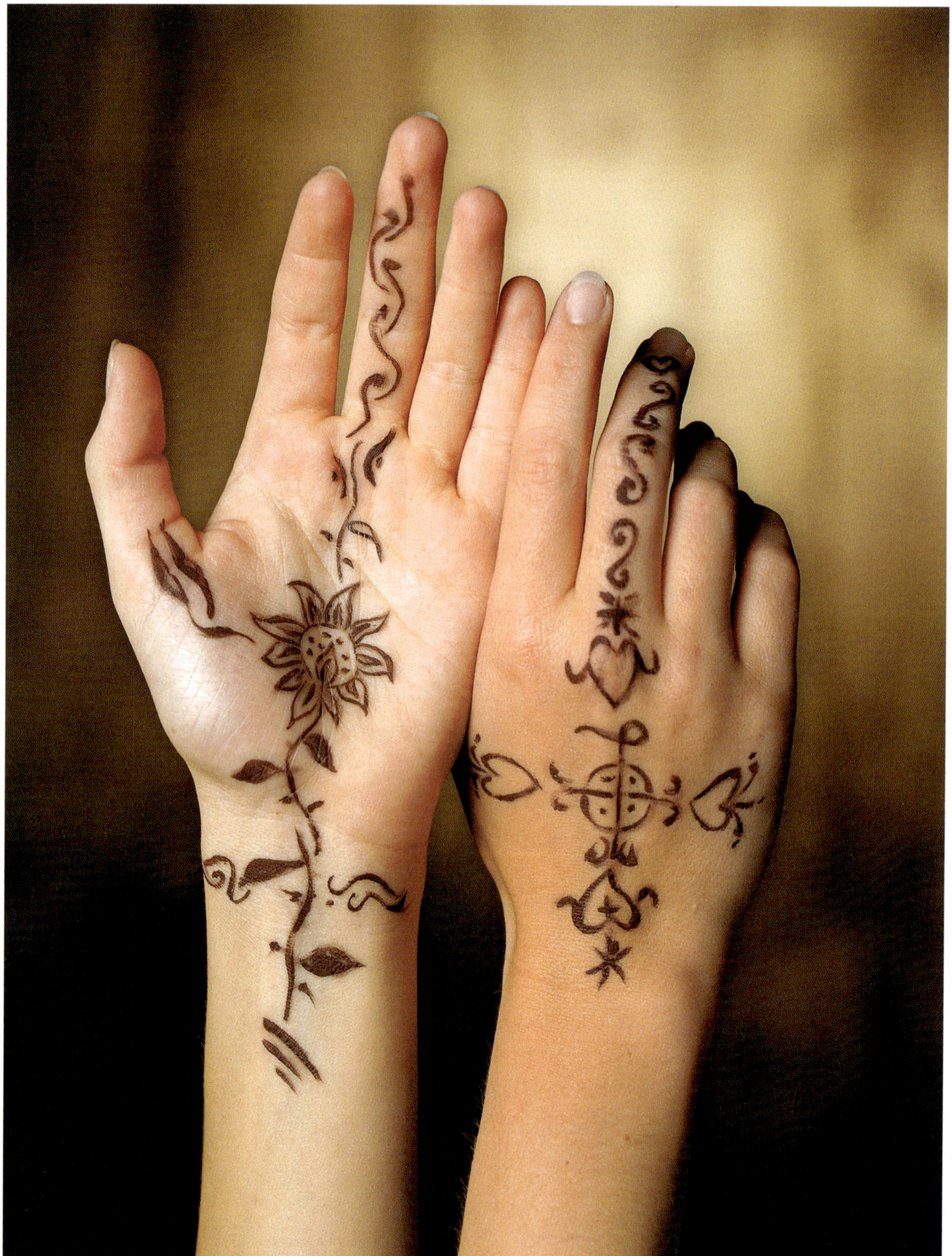

Bemalte Hände wirken wunderbar filigran.

Mehndi - Körperbemalung mit Henna

Die Kunst der Körperbemalung ist wahrscheinlich so alt wie die Menschheit selbst, und seit mindestens 5000 Jahren finden Henna-Tattoos Verwendung als Körperschmuck. Von Ägypten gelangte die Henna-Pflanze nach Indien, wo Bemalungen mit Henna-Farbe vor allem im frühen Mittelalter sehr beliebt waren. Damals schmückten sich die Menschen für jedes Fest mit Henna-Verzierungen. Hergestellt wurde die Paste aus Pulver, das mit aromatischen Ölen vermischt wurde.

Der Name »Mehndi«

Mehndi ist die Übersetzung für Henna im Hindi, eine der acht Hauptsprachen Indiens, und bezeichnet sowohl die Pflanze selbst als auch die Körperbemalung mit der Henna-Farbe.

Zunächst war Mehndi vor allem bei Reichen und Herrscherfamilien beliebt, doch bald breitete sich diese Form des Körperschmucks auch in der übrigen Bevölkerung aus, nicht zuletzt weil die Zutaten günstig zu beschaffen waren und die Anwendung einfach war.

Aufgrund der großen Beliebtheit und der weiten Verbreitung des Mehndi entstanden so zahlreiche Motive, Anwendungen und natürlich auch eine Fülle von Rezepten für die Henna-Paste.

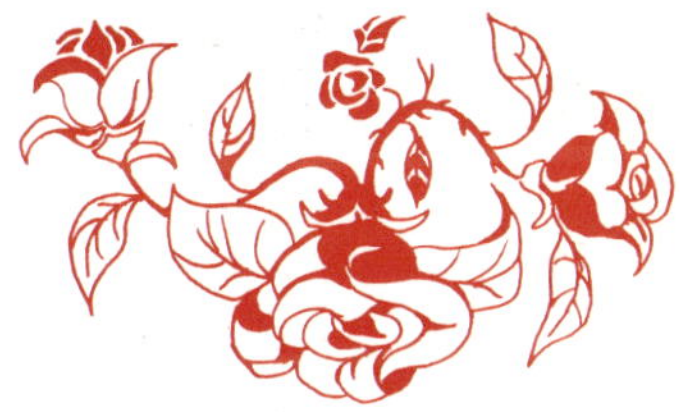

Neben dem schmückenden Effekt haben die Verzierungen noch eine andere Funktion. Viele Menschen glauben, mit ihrer Hilfe das Schicksal beeinflussen zu können: Mehndi soll Glück bringen, heilen und gesund erhalten, die geistigen Kräfte stärken und bündeln und Unheil und das Böse abwehren.

So werden Mehndi-Zeremonien bei vielen Anlässen begangen, etwa bei Todesfällen und Geburten, bei Hochzeiten und Initiierungen. Schwangere marokkanische Frauen lassen sich im siebten Monat ein Mehndi-Muster auf den Fußknöchel malen, das Mutter und Kind vor Unheil beschützen soll.

Während in Indien für die Mehndi-Malerei meist das reine Pulver verwendet wird, das die Haut rotbraun färbt, wird auf dem afrikanischen Kontinent das

Pulver oft mit Ruß oder anderen Zutaten vermischt, damit sich die Zeichnungen schwarz färben.

Die Motive im Islam

Im Islam sind Tierfiguren oder Gesichter auf den Handflächen verpönt, denn beim täglichen Gebet werden die geöffneten Hände zum Himmel gestreckt.

Das Naturprodukt Henna

Henna, auch echte Alkannawurzel oder Jamaikareseda genannt, hat die botanische Bezeichnung *Lawsonia inermis* und ist ein dorniger Lythrazeenstrauch, der vor allem in Afrika, Asien und Australien wächst. Er ist aber auch in anderen heißen und trockenen Klimazonen zu finden, etwa in Arabien, China und Indonesien.

Der Henna-Busch wird bis zu drei Meter hoch. Seine schmalen, hellgrünen Blätter ähneln den Blättern des Olivenbaums, werden meist aber etwas größer. Die Blüten sitzen in Büscheln am Ende der Zweige und tragen vier kleine Blütenblätter, die rot, rosafarben, weiß, seltener auch gelb, cremefarben oder pink gefärbt sind und wunderbar nach Rosen, Jasmin und Reseda duften.

Indien, Ägypten und der Sudan sind die Hauptanbaugebiete von Henna. Das Henna-Pulver wird aus den getrockneten Blättern der Henna-Pflanze gewonnen, die meist in großen Plantagen angebaut wird. Doch pflanzen auch viele Familien einige Sträucher für den Hausbedarf im eigenen Garten an. Wenn der Henna-Strauch blüht – etwa zwei- bis dreimal im Jahr –, werden die Blätter geerntet, in der Sonne getrocknet und größtenteils zu Pulver gemahlen, während die Blüten in der Parfümherstellung Verwendung finden. Die jüngsten Blatttriebe enthalten Gerbstoffe in besonders konzentrierter Form und ergeben das zum Färben von Haut, Nägeln und Haaren hellgrüne Pulver. Luftdicht und lichtgeschützt verpackt, transportiert und gelagert bewahrt es seine Färbekraft viele Wochen lang. Im Gegensatz zu den frischen Blättern, die absolut geruchlos sind, riecht getrocknetes Henna nach Erde, Lehm und Laub.

Typische Anwendungen

Schon seit Jahrhunderten wird Henna zum Färben von Haut, Haaren und Nägeln benutzt; eine kosmetische Anwendung, die sich vor allem Frauen leisteten. Aber auch Männer wussten sich der Pflanze zu bedienen und färbten damit ihren Bart; nur selten benutzten sie Henna, um auch das Kopfhaar zu färben. Auch bei den Mumien von Pharaonen, die auf das Jahr 1200 vor Christus datiert wurden, fand man Reste von Hennabemalung an Fingernägeln und Haaren.

Die überaus starke Färbekraft der Henna-Pflanze wurde außerdem dazu benutzt, um Wolle, Seide, Tierhäute sowie Mähnen und Pferdehufe zu verschönern. In Vietnam diente Henna gar dazu, die Zähne von Frauen dunkel zu färben – eine ganz besondere Art von Körperschmuck.

Aber nicht nur zum Färben fand und findet die Henna-Paste Verwendung, ihr werden auch Heilkräfte nachgesagt. So schützt eine mit Henna gefärbte Hautpartie vor starker Sonneneinstrahlung, was mit ein Grund dafür sein mag, dass in erster Linie bloßliegende Gliedmaßen wie Hände und Füße mit dichten, zum Teil vollflächigen Henna-Motiven verziert wurden und noch immer werden. Die Henna-Bemalung hilft, den Körper vor Überhitzung zu schützen; eine Eigenschaft, die in den heißen und trockenen Gebieten, in denen diese Pflanze vorkommt, sehr nützlich ist. Ein Umschlag mit Henna-Paste wirkt lindernd bei Verbrennungen, beschleunigt die Heilung von Wunden und hilft bei Hautekzemen. Henna-Paste mindert außerdem durch die Verengung der Hautporen übermäßige Schweißabsonderung und hilft gegen Mundgeruch. In ihrem Verbreitungsgebiet findet die Pflanze auch als Tee bei Beschwerden des Magen-Darm-Trakts Verwendung.

Typische Mehndi-Muster

- Kreisförmige Muster wie ein Rad oder eine Schlange, die sich in den Schwanz beißt, symbolisieren das Lebensrad, das Ende, das durch Wiedergeburt immer wieder in einen neuen Anfang übergeht.
- Sonnenmuster gelten als Glücksbringer und als Spender von Lebensenergie und Kraft.
- Der Lotus bzw. die Lotusblüte ist eines der wichtigsten und am weitesten verbreiteten traditionellen Symbole. Oft steht sie für Leidenschaft, aber auch für Reinheit und Unberührtheit, weil sich die Lotuspflanze in makelloser Schönheit aus schlammigen Gewässern erhebt.
- Krokodil und Wasserschlange sind die Beherrscher des lebensspendenden Weltenflusses. Verehrte, aber auch gefürchtete Wesen, deren Abbilder meist nur angedeutet werden.
- Passionsblumen, Granatäpfel und andere Früchte sind Sinnbilder für die Kraft der Natur, für das Wachsen und Gedeihen, die stetige Fortentwicklung.
- Bäume symbolisieren langes Leben und – wie Schilfrohre – die Kraft zu widerstehen ohne zu brechen.
- Außerdem finden Sie auf den Seiten 33 bis 35 im Kapitel »Muster und Symbole« Beispiele für florale und ornamentale Muster, wie sie in der Mehndi-Malerei weit verbreitet sind.

Henna als Hochzeitsschmuck

Besonders bei den Hochzeiten der Hindus im Norden Indiens spielt das traditionelle Mehndi-Ritual eine wichtige Rolle. Am Vorabend der Vermählung versammeln sich Mehndi-kundige alte Frauen, die weiblichen Mitglieder der Familien des Brautpaares und die Freundinnen der Braut in ihrem Haus. Gemeinsam wird die Braut gewaschen und an Händen, Unterarmen, Füßen und Unterschenkeln mit Mehndi-Mustern geschmückt, nachdem die Mutter und die zukünftige Schwiegermutter der Braut ihren Segen in Form eines Henna-Punktes auf der Handfläche gegeben haben. Bei der Schmuckzeremonie wird viel geredet, gesungen, gescherzt und gelacht. Dabei lernen sich die Frauen der beiden Familien kennen, und die Braut wird in die Geheimnisse eines erfolgreichen Ehelebens eingeführt. Sie erhält Hinweise von den älteren Frauen, was sich für eine verheiratete Frau ziemt, wie sie sich ihrem Mann gegenüber und in Gesellschaft am besten verhält. Die Freundinnen der Braut rufen gemeinsame Erlebnisse in Erinnerung, malen das Eheleben des bald vermählten Paares aus, loben die gute Wahl des Ehepartners und machen auch manchen Witz auf Kosten der Braut.

Die Farbe

Henna nimmt, je nach Art und Beschaffenheit des Untergrunds, auf den es aufgetragen wird, eine sehr dekorative orangerote bis braunrötliche Farbe an. Ganz selten färbt es sich dunkelbraun.

Mit dem gemeinschaftlichen Auftragen der Henna-Muster verbinden sich gute Wünsche, die Hoffnung auf Nachwuchs und einen harmonischen Verlauf des weiteren gemeinsamen Lebens. Die Handflächen der Braut werden mit dem Konterfei von Braut und Bräutigam oder einem Paar Vögel, meist Pfauen, geschmückt. Stilisierte Schmuckstücke sollen Reichtum bringen, Pflanzen und Bäume Kraft und Beständigkeit sichern.

Die Frauen lassen sich Zeit und arbeiten mit großer Sorgfalt. Die Paste wird mit Holzstäbchen aufgetragen, und die traditionellen Muster und Ornamente werden so schön wie möglich ausgestaltet. Denn die Menschen glauben, dass das Glück der Ehe von der Schönheit und Haltbarkeit des Mehndi-Schmucks und der Intensität seiner Färbung abhängt.

Meist wird auch der Name des Bräutigams versteckt in die Mehndi-Muster eingearbeitet. In der Hochzeitsnacht begibt sich dann der Bräutigam auf die Suche nach seinem Namen. So verlieren die Frischvermählten auf spielerische Weise ihre Scheu voreinander, und sie kommen einander auf zwanglose Weise näher.

Nach der Vermählung zieht die Frau mit ihrem Mann ins Haus seiner Eltern. Bevor sie dort alle Aufgaben übernimmt, braucht sie einen Monat lang keinen Finger zu rühren. Sie muss nicht kochen, abwaschen, das Haus sauber halten oder gar sich selbst waschen. Diese Aufgaben übernehmen im ersten Monat Mädchen, die eigens dafür angestellt wurden. So hat die Braut Zeit, sich an ihr neues Zuhause, an ihren Mann, die Schwiegereltern und die künftigen Aufgaben zu gewöhnen.

Auch sonst bemüht man sich sehr um ihr Wohlergehen, damit sie sich bald heimisch fühlt. Mit der Zeit verblassen ihre Mehndi-Muster, und in gleichem Maß übernimmt sie nach und nach ihre neuen Aufgaben in der Familie, bis sie schließlich ganz allein für den Haushalt verantwortlich ist.

In dieser Zeit übrigens sollte die junge Braut es vermeiden, Witwen anzuschauen, denn das bringt Unglück. Als einzige sind diese vom fröhlich-positiven Mehndi-Brauch ausgeschlossen: Witwen in Indien haben keinen Grund mehr zur Freude und dürfen deshalb kein Henna auftragen.

Im Mittelalter

Mehndi hat als Hochzeitsbrauch eine lange Tradition. Auf Bildern aus dem Mittelalter etwa sieht man die Königin von Saba abgebildet, wie sie sich auf zu Weg zu Salomon befindet, Hände und Füße geschmückt mit Henna-Motiven.

Zwar ist die Kunst des Mehndi traditionell vor allem unter Frauen verbreitet, aber auch Männer werden in manchen Kulturkreisen zur Hochzeit mit einer Henna-Bemalung geschmückt, die auf ganz besondere Weise wirken soll.

In Marokko bringt die Mutter des Bräutigams in das Haus des frisch vermählten Paares eine Schüssel Henna-Pulver, ein Ei, ein Gefäß mit Wasser und vier Kerzen. Der Trauzeuge, ein unverheirateter Mann, der mit anderen Junggesellen in der Wohnung des Brautpaares gewartet hat, mischt aus Pulver, Ei und Wasser eine Henna-Paste, während die Kerzen entzündet und Lieder gesungen werden. Dann bemalt er mit dem kleinen Finger erst die rechte, dann die linke Hand des Bräutigams. Danach verziert er seine eigenen Hände mit Henna und stellt die vier Kerzen in die Schüssel. Nun tanzen die Junggesellen um den Bräutigam und reichen die Henna-Schüssel untereinander weiter. Der letzte wirft sie dann auf den Boden, damit sie zerspringt. Auf diese Weise werden böse Geister gebannt, damit sie kein Unglück in das Haus des Brautpaars bringen.

Die marokkanische Braut wohnt nicht zwingend im Elternhaus ihres Mannes. Spätestens sieben Monate nach der Heirat aber stattet sie ihren Schwiegereltern einen Besuch ab. Dort erhält sie viele Geschenke, unter anderem wird ihr auch ein Henna-Motiv auf die Handfläche gemalt. Ein Jahr später kommt sie wieder, sie wird wieder reich beschenkt, und auch das Mehndi-Muster wird aufgefrischt. Es ist ein Zeichen von Vertrauen und Stabilität und soll Unglück und das Böse bannen.

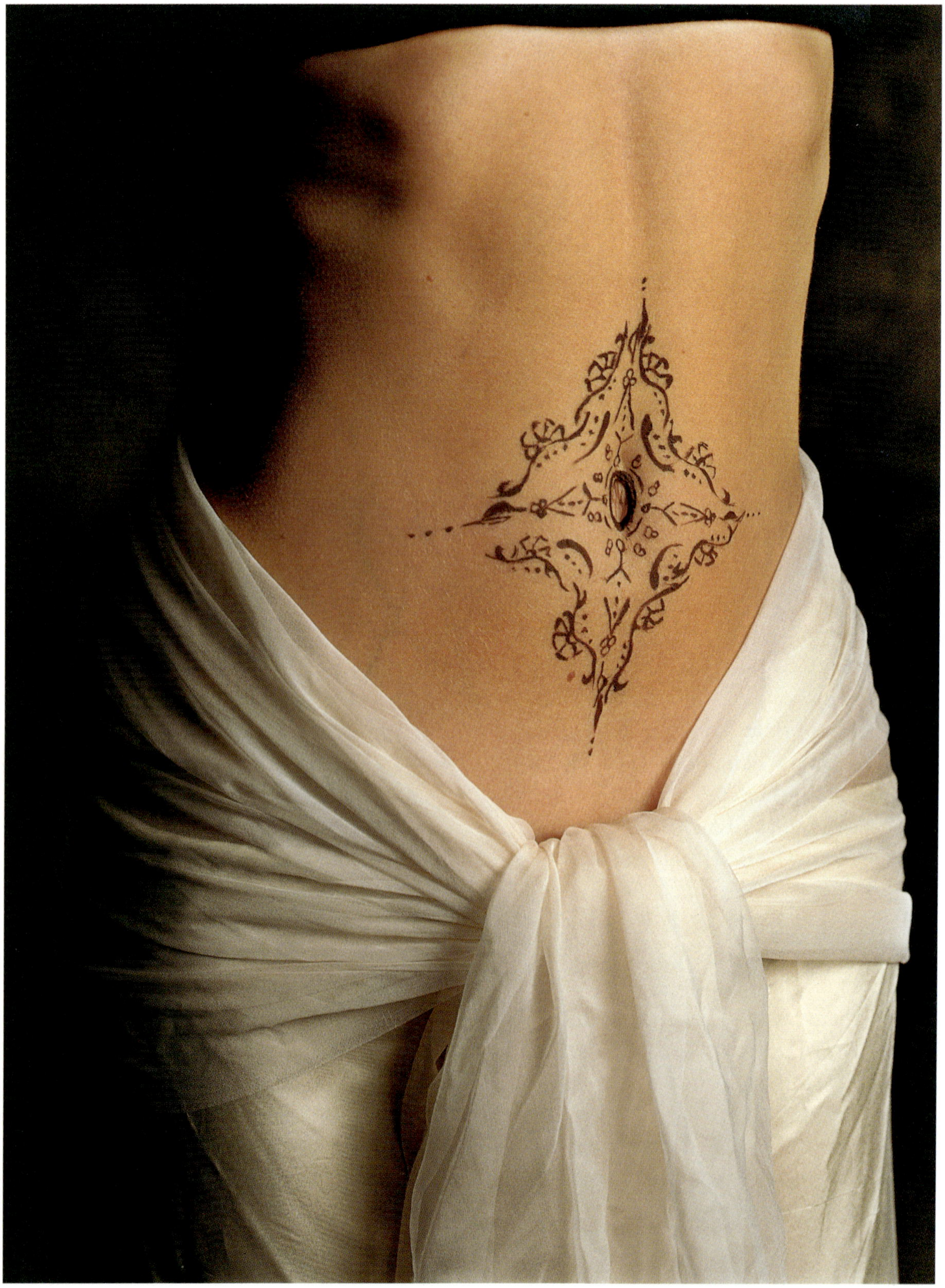

Rücken Sie den Bauchnabel ins richtige Licht – mit ornamentalen Motiven.

Henna-Tattoos – Zutaten, Hilfsmittel, Rezepte

Haben Sie Lust bekommen, sich selbst mit Henna-Tattoos zu schmücken? Auf den folgenden Seiten erfahren Sie, welche Hilfsmittel Sie dazu brauchen und wie Sie die Farbkraft des Hennas intensivieren können. Dazu gibt es Rezepte zum Anrühren der Henna-Pasten.

Tattoos sind »in«. Viele bekannte Namen (Demi Moore, Madonna, Naomi Campbell usw.) schmücken sich mit traditionellen Mehndi-Mustern. Aber auch klassische Tätowiermuster, Fantasiezeichnungen oder Sternzeichen lassen sich mit Henna problemlos auf die Haut zeichnen. Die Mode und der eigene Geschmack ändern sich, und so sind nicht dauerhafte Henna-Tattoos der ideale Schmuck für die Disco, für den Strand oder andere Anlässe.

Doch das Erstellen von Henna-Tattoos ist nicht ganz einfach. Zum einen brauchen Sie für die Vorbereitungen und das Anrühren der Paste etwas Zeit; dann sind Geschick und Geduld vonnöten, wenn es um das Auftragen des Hennas geht – besonders dann, wenn es eine Freihandzeichnung wird. Und schließlich muss die Paste einwirken und mindestens zwei Stunden lang antrocknen.

Henna färbt die Haut

Bei einer herkömmlichen Tätowierung werden die Farbpartikel mit einer Nadel unter die Epidermis, die oberste Hautschicht, gebracht.

Henna dagegen färbt lediglich die Epidermis. Je dicker die oberste Hautschicht an der betreffenden Stelle ist, desto mehr Farbe nimmt sie auf, desto intensiver verfärbt sie sich und desto besser ist das Henna-Tattoo später.

Nach Entfernen der Paste erscheint ein hell- bis dunkelorangefarbenes Tattoo, das innerhalb der folgenden 24 Stunden zum Teil erheblich nachdunkelt und sich schließlich dunkelbraunorange färbt.

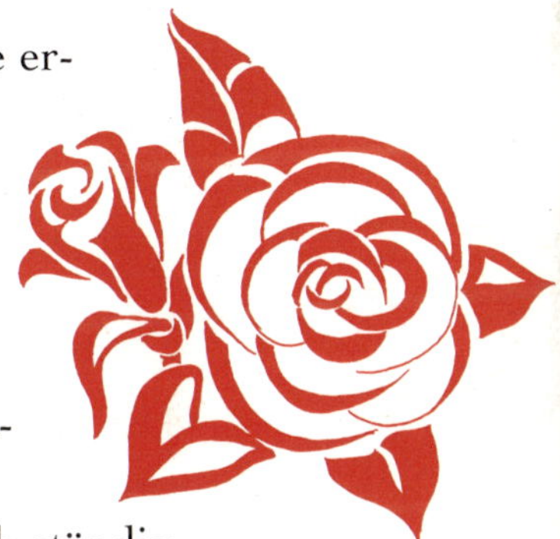

Unsere Haut erneuert sich ständig. In der untersten Hautschicht werden immer wieder neue Zellen gebildet, während die oberste Hautschicht gleichzeitig nach und nach abgestoßen wird. Dieser Erneuerungsprozess der Haut ist abhängig von der Lage der Hautpartie, von ihrer Durchblutung und der Beanspruchung, der sie tagtäglich unterliegt, und dauert zwischen sechs Tagen und sechs Wochen. Im Lauf dieser Zeit wird auch das Henna-Tattoo langsam schwächer, bis es schließlich ganz verschwindet – wenn es nicht nachgefärbt wird.

Zubereitung der Henna-Paste

Für die Zubereitung der Henna-Paste gibt es so viele unterschiedliche Rezepte wie für einen Kuchenteig: Jeder schwört auf seine eigenen Tricks, auch wenn das Grundrezept eigentlich immer das gleiche ist. Probieren Sie das eine oder andere der aufgeführten Rezepte aus, um zu sehen, welches für Ihren Hauttyp und Ihre Anwendungserfordernisse das beste ist.

Die Zubereitung der Paste gelingt desto besser, je mehr Erfahrung und Übung Sie haben. Für den Auftrag mit der Spritztüte oder mit dem Spritzfläschchen muss Henna etwa die Dickflüssigkeit von Zahnpasta haben – nicht so dünn, dass sie von allein »davonläuft« und doch dünn genug, dass auch feine Strichführungen möglich sind. Dabei gilt es zu berücksichtigen, dass die Paste eine Zeit lang »ruhen« muss und dabei nachdicken kann, was jedoch durch vorsichtige Zugabe von Flüssigkeit wieder ausgeglichen werden kann.

Henna-Paste aus der Tube

In vielen Naturkosmetikläden kann man Tuben mit fertiger Henna-Paste kaufen. Dort gibt es meist auch Schablonen aus Plastik, die mit einer selbstklebenden Rückseite versehen sind. Sie können direkt auf die Haut geklebt und sogar mehrmals verwendet werden.

Diese Produkte sind vor allem für diejenigen geeignet, die noch wenig Erfahrung mit Henna-Tattoos haben. Doch die fertige Henna-Paste entwickelt niemals so gute Färbeeigenschaften wie frisch angerührte Paste. Sie enthält außerdem haltbarmachende Zusatzstoffe und ist meist so dickflüssig, dass Sie keine freien Muster mit ihr erstellen können.

Selbst angerührte Henna-Paste

Henna-Paste kann mit wenigen Zutaten und Hilfsmitteln frisch zubereitet werden. Auf den folgenden Seiten finden Sie aufgeführt, was Sie unbedingt zum Erstellen der Henna-Tattos brauchen. Sie erhalten Anregungen, wie Sie die Grundrezepte abwandeln oder erweitern können. Wenn Sie mit den ersten Ergebnissen nicht zufrieden sind, weil das Tattoo nicht intensiv genug erscheint, versuchen Sie es mit einem anderen Rezept oder einer längeren Einwirkzeit. Vielleicht ist aber auch das Henna-Pulver von minderer Qualität, dann lässt sich mit keinem noch so raffinierten Rezept ein gutes Ergebnis erzielen.

Henna-Pulver

Henna zum Färben der Haut ist nicht zu verwechseln mit den Henna-Mixturen, die zum Färben der Haare angeboten werden. Henna, wie Sie es zum Ausführen der Mehndi-Muster benötigen, sollte möglichst frisch und ohne Zusatzstoffe sein. Reines Henna-Pulver ist ein Naturprodukt, es besteht lediglich aus getrockneten und fein gemahlenen Blättern der Henna-Pflanze *Lawsonia inermis*. Dieses Pulver ist frei von Gift- und Schadstoffen, da beim Anbau in der Regel keine Pestizide oder Insektizide

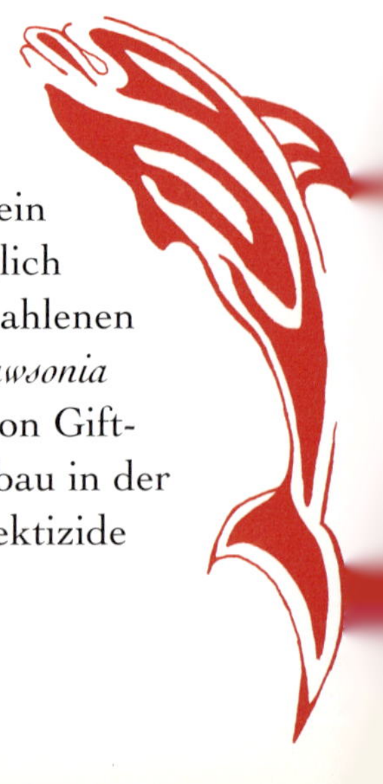

gespritzt werden. Henna hat auch antiseptische und wundheilende Wirkung und ist daher sehr hautverträglich. Sicherheitshalber sollten Sie jedoch wie bei jedem kosmetischen Mittel eine kleine Menge Henna-Pulver mit Wasser verrühren und in der Armbeuge auftragen, denn allergische Reaktionen lassen sich auch bei Naturprodukten nie endgültig ausschließen.

»Schwarzes« Henna

Mit Indigo vermischtes Henna, wie man es zum Schwarzfärben der Haare benutzt, kann ebenfalls für Henna-Tattoos verwendet werden. Es färbt die Haut jedoch nicht braun, sondern grau. Außerdem halten die Muster nur etwa eine Woche.

Um möglichst frisches Henna-Pulver zu erhalten, lohnt es sich, ein bisschen in afrikanischen, asiatischen oder am besten indischen Spezialitätenläden zu stöbern oder auch in Drogerien und Apotheken nachzuforschen. Gutes Henna erkennt man an seiner hellgrünen Färbung. Bräunliches Pulver ist bereits älter, mit Feuchtigkeit in Berührung gekommen und hat sich dadurch selbst eingefärbt. Braunes Henna kann auch andere Bestandteile enthalten. Als Faustregel gilt: Je grüner die Färbung des Pulvers, desto kräftiger färbt das Henna die Haut.

Vor dem Anrühren der Paste sollte das Pulver sorgfältig und so fein wie möglich gesiebt werden, um Pflanzenteile herauszufiltern, die die feine Öffnung der Spritztüte bzw. des Spritzfläschchens verstopfen könnten. Wenn das Pulver etwa so fein wie Mehl ist, lässt es sich am leichtesten weiterverarbeiten.

Verschiedene Öle

In manchen Rezepten wird der Henna-Paste Eukalyptusöl, Senföl, Nelkenöl, seltener auch Olivenöl hinzugefügt. Auch das Beimischen einiger Tropfen Teebaumöl führt zu guten Ergebnissen.

Auf jeden Fall empfiehlt es sich, kurz vor dem Auftragen der Henna-Paste ein paar Tropfen Eukalyptusöl auf der Haut zu verreiben; die Farbe dringt dann tiefer ein. Nach dem Ablösen der verkrusteten Henna-Paste kann die eingefärbte Hautstelle mit Öl eingerieben werden, um das Nachdunkeln zu unterstützen. Vorsicht: Manche Menschen reagieren allergisch auf die etwas aggressiveren Ölsorten wie Senf- und Eukalyptusöl.

Verwenden Sie nur reine Pflanzenöle, kein synthetisches Öl.

Tamarindenpaste

Die gerbstoffhaltige Paste der Tamarinde ist bei uns in asiatischen Lebensmittelgeschäften erhältlich. In kleiner Menge unter die Henna-Paste gemischt, gibt sie dem Tattoo eine bräunlichere Färbung. Die Gerbstoffe der Tamarinde allein sind aber nicht annähernd so stark wie die des Henna-Strauchs.

Khatta

Khatta ist ein Pulver, das aus der Betelnuss gewonnen wird. Es ist reich an Tannin, dem Gerbstoff, der für die Färbung verantwortlich ist, und kann dem Henna-Pulver beigemischt werden. Khatta allein färbt ähnlich wie Henna rotbraun, jedoch weit weniger intensiv.

Zitronensaft

Um die Gerbstoffe des Henna-Pulvers zu verstärken, wird der Henna-Paste oft Zitronen- oder Limettensaft beigegeben. Eine Mischung aus Zitronensaft und Zucker (im Verhältnis 2:1), die während der ersten Stunden auf die eintrocknende Henna-Paste getupft wird, hält die Paste länger feucht und intensiviert die Färbung der Haut.

Tee und Kaffee

Hochkonzentrierter Kaffee- oder Teeaufguss (Tee sollte lange genug ziehen) kann warm oder heiß mit dem Henna-Pulver vermischt werden und intensiviert die Farbwirkung der Paste. Das Tattoo erhält eine bräunlichere Farbnote.

Schablonen

Fertig ausgestanzte Schablonen, die zum Teil mit einer selbstklebenden Rückseite versehen sind und einfach auf die Haut geklebt werden, sind ein gutes Hilfmittel, Mehndi-Muster zu übertragen. Sie sind in Naturkosmetikläden, in Asia-Märkten oder Dritte-Welt-Shops erhältlich.

Deo, Pauspapier und Filzstift

Wenn Sie ein Tattoo-Motiv aus einem Buch oder von einer anderen Vorlage abpausen und übertragen wollen (siehe Beschreibung Seite 26f.), benötigen Sie Pauspapier, einen Deo-Roller und einen dünnen, wasserlöslichen Filzstift.

Spritzfläschchen und Spritztüte

Neben der klassischen Art, die Henna-Paste mit einem Holzstöcken aufzutragen, hat sich vor allem aus Zeitgründen mehr und mehr der Gebrauch von Spritzfläschchen und Spritztüten durchgesetzt.

Spritzfläschchen erhalten Sie im Bastelgeschäft. Diese kleinen Plastikfläschchen, die vor allem für Seidenmalerei gebraucht werden, haben eine Metallspitze mit einem Loch. Hat dieses einen Durchmesser von etwa 0,5 bis 0,7 Millimeter, eignet sich das Fläschchen gut für das Auftragen der Henna-Paste. Der Nachteil dieser Fläschchen: Das Befüllen ist nicht ganz einfach, und beim Auftragen muss das Fläschchen gedrückt werden, was auf Dauer – etwa beim Erstellen eines größeren Motivs – viel Kraft kostet. Um nicht allzu fest drücken zu müssen, sollte das Fläschchen nachgefüllt werden, sobald es etwa halb leer ist.

Das Arbeiten mit der Spritztüte ist nach einer kurzen Eingewöhnungsphase wesentlich leichter. Wer will, kann auch die Metallspitze eines Spritzfläschchens an der Spritztüte anbringen. Machen Sie dazu das Loch in der Spritztüte so groß, dass Sie die Metallspitze von innen durchstecken können. Dichten Sie die Stelle von außen gut mit Klebeband ab.

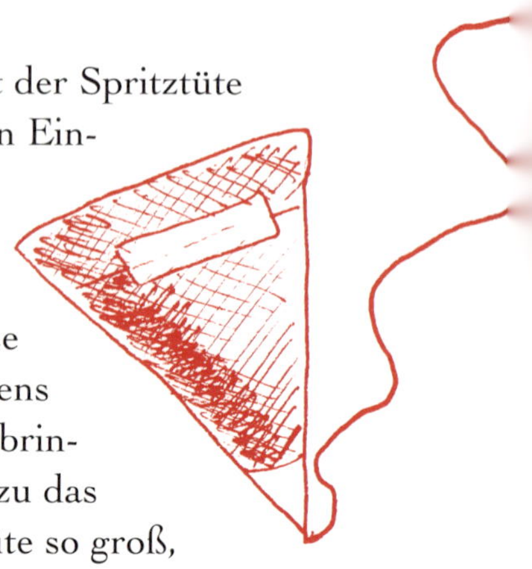

Pinsel

Zum Freihandzeichnen kann statt Spritztüte und -fläschchen natürlich auch ein feiner Pinsel verwendet werden. Dann muss die Henna-Paste etwas dünnflüssiger abgemischt werden. Wie beim Auftragen mit dem Holzstäbchen braucht man für diese Methode mehr Zeit und viel künstlerisches Geschick.

Zahnstocher

Ursprünglich wurden Mehndi-Motive mit einem Elfenbeinstäbchen oder einem Holzstöckchen aufgetragen. Diese Methode ist sehr zeitaufwendig, und man braucht viel Geduld. Bei einfachen, sehr feinen Motiven ist diese althergebrachte Technik jedoch sehr empfehlenswert.

Außerdem ist der Zahnstocher ein wichtiges Hilfsmittel zum Korrigieren, zum Ausbessern von freigebliebenen Stellen und zum Ausdünnen zu dick geratener Linien. Beim Auftragen der Paste sollten deshalb immer auch ein paar Zahnstocher griffbereit sein.

Wattepads

Die Henna-Paste muss während des Trocknens mit in Zitronen-Zucker-Mischung getränkten Wattepads betupft werden. Auch beim Entfernen der Kruste leisten Wattepads mit Olivenöl gute Dienste. Achten Sie darauf, dass die Pads aus 100 % Baumwolle sind, dann nehmen sie Flüssigkeit am besten auf.

Wattestäbchen

Wattestäbchen sind sehr nützlich, wenn beim Freihandzeichnen oder beim Nachzeichnen eines abgepausten Tattoos einmal eine Linie daneben geht. Je schneller die unerwünschte Linie mit einem gut saugenden Wattestäbchen entfernt wird, desto weniger Zeit hat das Henna, die Haut zu färben. So wird nur eine feine, kaum erkennbare Linie zurückbleiben, die bald völlig verschwindet.

Soll ein filigranes Motiv feucht gehalten werden, kann statt eines Wattepads ein mit Zitronensaft-Zucker-Lösung getränktes Wattestäbchen verwendet werden.

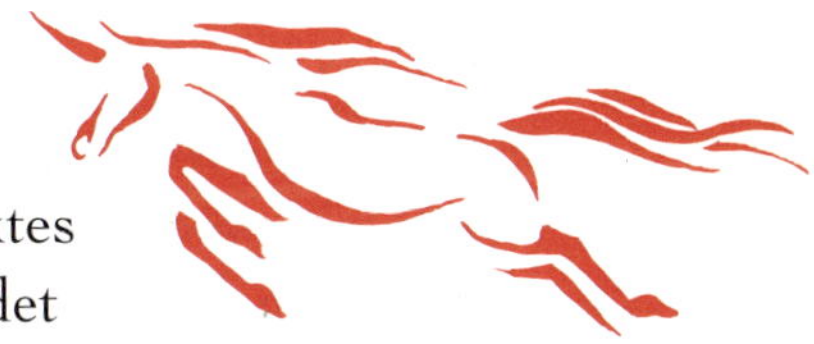

Papiertücher

Um Zahnstocher oder die verschmutzte Öffnung des Spritzfläschchens bzw. der Spritztüte zu reinigen, benutzt man Papiertücher – Küchentücher oder Taschentücher. Normale Hand- oder Geschirrtücher eignen sich nicht, denn das Henna würde sie unschön einfärben.

Stecknadel

Beim Arbeiten mit der Spritztüte oder dem Spritzfläschchen kommt es ab und zu vor, dass die feine Öffnung verstopft – vor allem dann, wenn das Henna-Pulver nicht ausreichend fein gesiebt oder die Paste nicht sorgfältig genug durchmischt wurde. Eine Stecknadel ist dann meist der Retter in höchster Not.

Handschuhe aus Latex

Beim Anrühren der Paste sowie beim Umfüllen in Spritztüte oder Spritzfläschchen sollten Sie Handschuhe tragen. Am besten eignen sich dünne Latexhandschuhe, wie sie seit einigen Jahren Pflicht in Erste-Hilfe-Kästen sind. Ungeübte sollten die Handschuhe auch während des Farbauftrags tragen – natürlich nur, wenn nicht gerade die Hände bemalt werden.

Nassrasierer

Last but not least steht vor dem Auftragen des Henna-Motivs die Entscheidung, ob die betreffende Hautstelle von Haaren befreit werden muss. Ein ganz leichter Flaum kann stehen bleiben, aber jede stärkere Behaarung muss weichen. Sie wollen schließlich ein Henna-Tattoo auf der Haut und keine gefärbten Haare. Zum Entfernen der Haare ist ein Nassrasierer am besten geeignet.

Spritztüte selbst gemacht

Die Arbeit mit einer Spritztüte aus Plastik ist die einfachste Art, die Henna-Paste aufzutragen.

✱ Sie benötigen dazu ein etwa 15×15 Zentimeter großes Stück Plastikfolie, beispielsweise einen zurechtgeschnittenen Gefrierbeutel. Achten Sie darauf, dass die Folie absolut dicht ist und kein Loch hat.

✱ Halten Sie mit der linken Hand die Folie an der linken oberen Ecke und rollen Sie mit Daumen, Zeige- und Mittelfinger der rechten Hand die linke untere Ecke schräg nach rechts oben ein.

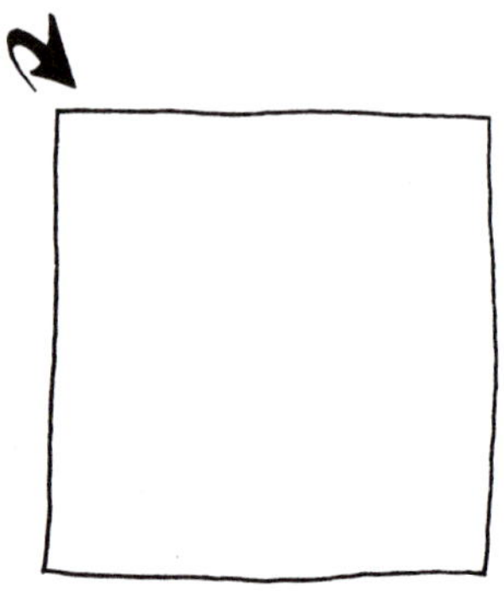

✱ Halten Sie mit der linken Hand die Spitze der Tüte, fassen Sie mit dem Zeige- und Mittelfinger der rechten Hand in die weite Öffnung und drehen Sie die Folie so ein, dass sie sich unten vollkommen schließt, die obere Öffnung dagegen weit genug ist, um die Henna-Paste einfüllen zu können.

✱ Kleben Sie mit einem Klebestreifen erst die Spitze, dann die Seite der Spritztüte zu. Sie muss absolut dicht sein!

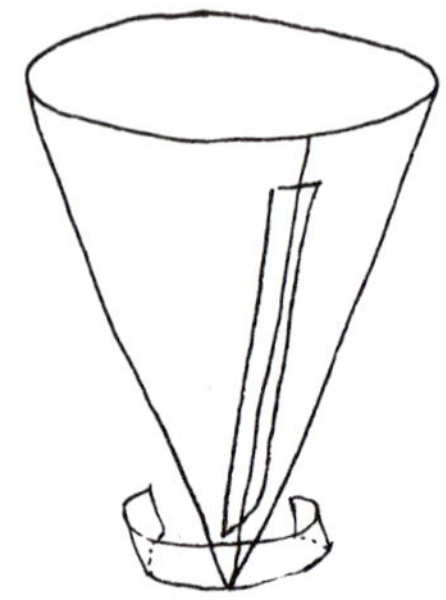

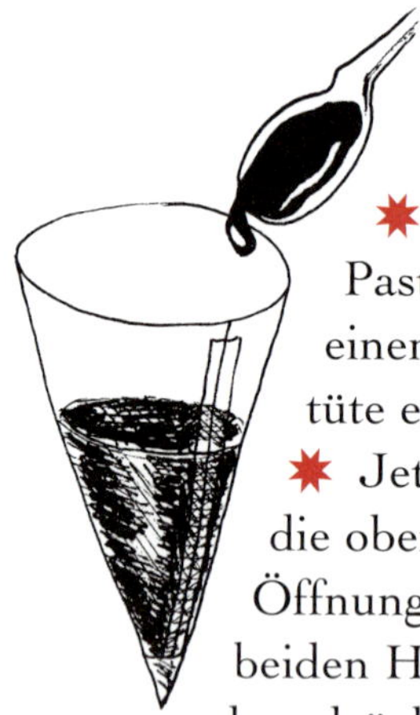

✱ Füllen sie die Henna-Paste bis zur Hälfte mit einem Löffel in die Spritztüte ein.

✱ Jetzt fassen Sie die obere Öffnung mit beiden Händen, drücken sie flach, klappen die beiden Ecken etwas ein und falten die obere Seite zwei- bis dreimal nach unten.

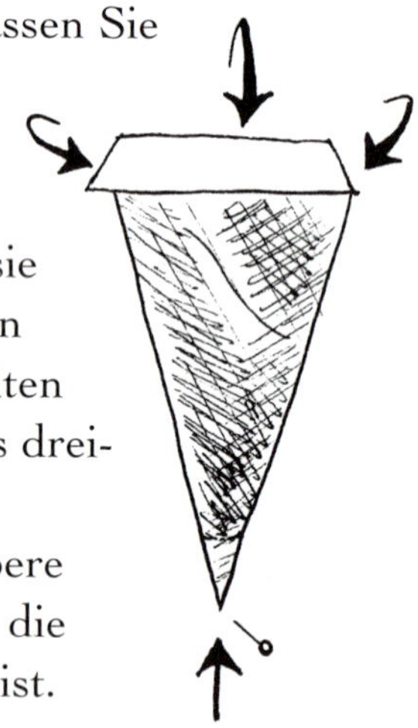

✱ Verkleben Sie die obere Kante sorgfältig, sodass die Spritztüte überall dicht ist.

✱ Stechen Sie mit einer Stecknadel in die Spitze der Tüte ein Loch – gerade nur so groß, wie Sie es zum Auftragen der Paste benötigen.

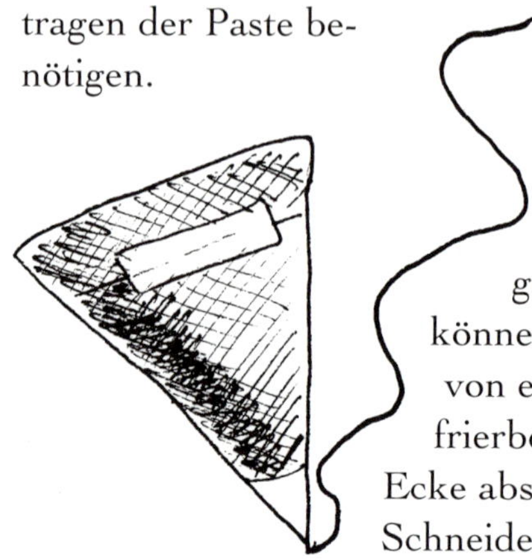

Wenn es ganz schnell gehen soll, können Sie auch von einem Gefrierbeutel eine Ecke abschneiden. Schneiden Sie jedoch wirklich nur die äußerste Spitze ab.

Vorsicht Farbe

Beim Befüllen der Spritztüte sollten Sie Handschuhe tragen. Denken Sie daran: Henna färbt intensiv, und nichts ist ärgerlicher als ein ungewolltes »Motiv« auf den Händen.

Rezepte zum Mischen der Henna-Paste

Neben dem Grundstoff Henna-Pulver, das mit Wasser zu einer Paste angerührt werden muss, um seine färbende Eigenschaft zu entwickeln, gibt es zum Anmischen der Henna-Paste ein paar weitere Zutaten, die Sie bereits kennengelernt haben. Ein Tee- oder Kaffeekonzentrat verleiht dem Tattoo eine etwas dunklere, bräunliche Färbung, ebenso Khatta, das Betelnusspulver, und Tamarindenpaste. Auch die Säure von Zitronen bzw. die Zugabe von Eukalyptusöl, auf das manche Anwender schwören, verstärkt die Wirkung des Pulvers. Beginnen Sie mit einem einfachen Rezept und probieren Sie nach und nach leichte Abwandlungen der einen oder anderen Mischung aus. Je nach Pulverqualität und Hauttyp werden Sie unterschiedliche Ergebnisse feststellen.

Henna bzw. die Gerbstoffe des Henna-Pulvers färben intensiv. Am besten rühren Sie die Paste im Spülbecken an oder legen alte Tücher als Unterlage aus, sodass nichts ungewollt eingefärbt wird.

Können Sie nicht die ganze Henna-Paste auf einmal verwenden, füllen Sie den Rest entweder in eine Spritztüte, die Sie gut verklebt einige Tage gebrauchsbereit im Kühlschrank aufbewahren können, oder in eine luftdicht verschließbare Plastikbox. Gekühlt behält die Henna-Paste ihre stark färbende Eigenschaft mindestens zwei Wochen lang.

Nägel färben

Henna färbt auch Finger- und Fußnägel intensiv und sehr dauerhaft. Erst mit Nachwachsen des Nagels, was einige Wochen dauert, verschwindet die Färbung.

Einfache Mischung

Eine einfache Mischung, die allerdings etwas Vorlaufzeit benötigt, bis sie anwendungsfertig ist.

Zutaten: 1 Tasse Wasser, 2 EL schwarzer Tee, 3 TL Henna-Pulver, 1 TL Eukalyptusöl, etwas Zitronensaft

Das Wasser zum Kochen bringen und den schwarzen Tee dazugeben. Diesen Aufguss möglichst lange ziehen lassen (mindestens zwei Stunden, am besten jedoch über Nacht) und durch ein feines Sieb gießen, sodass alle Teeblätter und Krümel herausgefiltert werden.

Das Henna-Pulver in eine Tasse geben und das Eukalyptusöl darübergießen, ohne die Zutaten miteinander zu vermischen. Ein paar Tropfen Zitronensaft und etwa 3 EL des gefilterten und wieder erhitzten Teeaufgusses zugeben und mit dem Henna-Pulver und dem Eukalyptusöl verrühren. Klümpchen beseitigen Sie, indem Sie die Paste mit dem Löffelrücken gegen die Tassenwand drücken.

Soviel Teeaufguss dazugeben, bis die Paste die gewünschte Konsistenz erreicht hat. Die Mischung mindestens zwei bis drei Stunden ruhen lassen, am besten wieder über Nacht. Damit die Paste in dieser Zeit nicht austrocknet, sollte sie in eine luftdicht verschließbare Plastikschüssel gefüllt werden. Oder Sie dichten die Tasse, in der die Paste angerührt wurde, luftdicht mit Frischhaltefolie ab. Um die färbende Wirkung nicht zu schwächen, bewahren Sie die abgedeckte Paste im Kühlschrank auf.

Kurz vor dem Gebrauch die Paste noch einmal aufrühren und eventuell etwas Teeaufguss dazugeben. Ist sie zu dünn geraten, kann vorsichtig neues Henna-Pulver zugegeben werden. Wenn die Henna-Paste keine Klümpchen hat, kann sie in die Spritztüte oder das Spritzfläschchen gefüllt werden.

Kräftige Färbung

Ein Löffel Zucker im Tee oder Kaffee bzw. etwas Zucker im Zitronensaft intensiviert die Farbe und verlängert darüber hinaus die Haltbarkeit des Henna-Tattoos.

Mit Zitronensaft

Einige Anwender schwören auf die Zugabe von möglichst frischem Zitronen- oder Limettensaft in größeren Mengen. Auch diese Paste muss über Nacht ruhen.

Zutaten: Henna-Pulver, 1 Tasse sehr starker Kaffee oder Tee, 2 frisch Zitronen oder Limetten

Das gut gesiebte Henna-Pulver in eine Keramikschüssel füllen, den Saft einer Zitrone oder Limette dazugeben (ebenfalls durch ein feines Sieb passieren) und mit einem Löffel verrühren. Soviel Saft beimengen, bis eine feste, zähe Masse entsteht. Eine halbe Stunde ruhen lassen und dann soviel heißen, starken Kaffee oder Tee unterrühren, bis die Paste die Konsistenz von Zahnpasta hat. Die Schüssel gut verschließen und über Nacht stehen lassen. Vor der Verwendung am nächsten Tag die eingedickte Paste mit frischem Zitronen- oder Limettensaft so weit verdünnen, dass sie anwendungsfertig ist.

Mit getrockneten Zitronen

Während die einen frischen Zitronensaft bevorzugen, nehmen andere einen Aufguss aus getrockneten Zitronen. Hierzu folgendes Rezept.

Zutaten: Etwa ½ getrocknete Zitrone (die Zitrone dazu in Scheiben schneiden und an einem luftigen, warmen Ort trocknen lassen), Henna-Pulver, etwa ¼ l reines Wasser (am besten destilliertes Wasser), 1 Prise Zucker

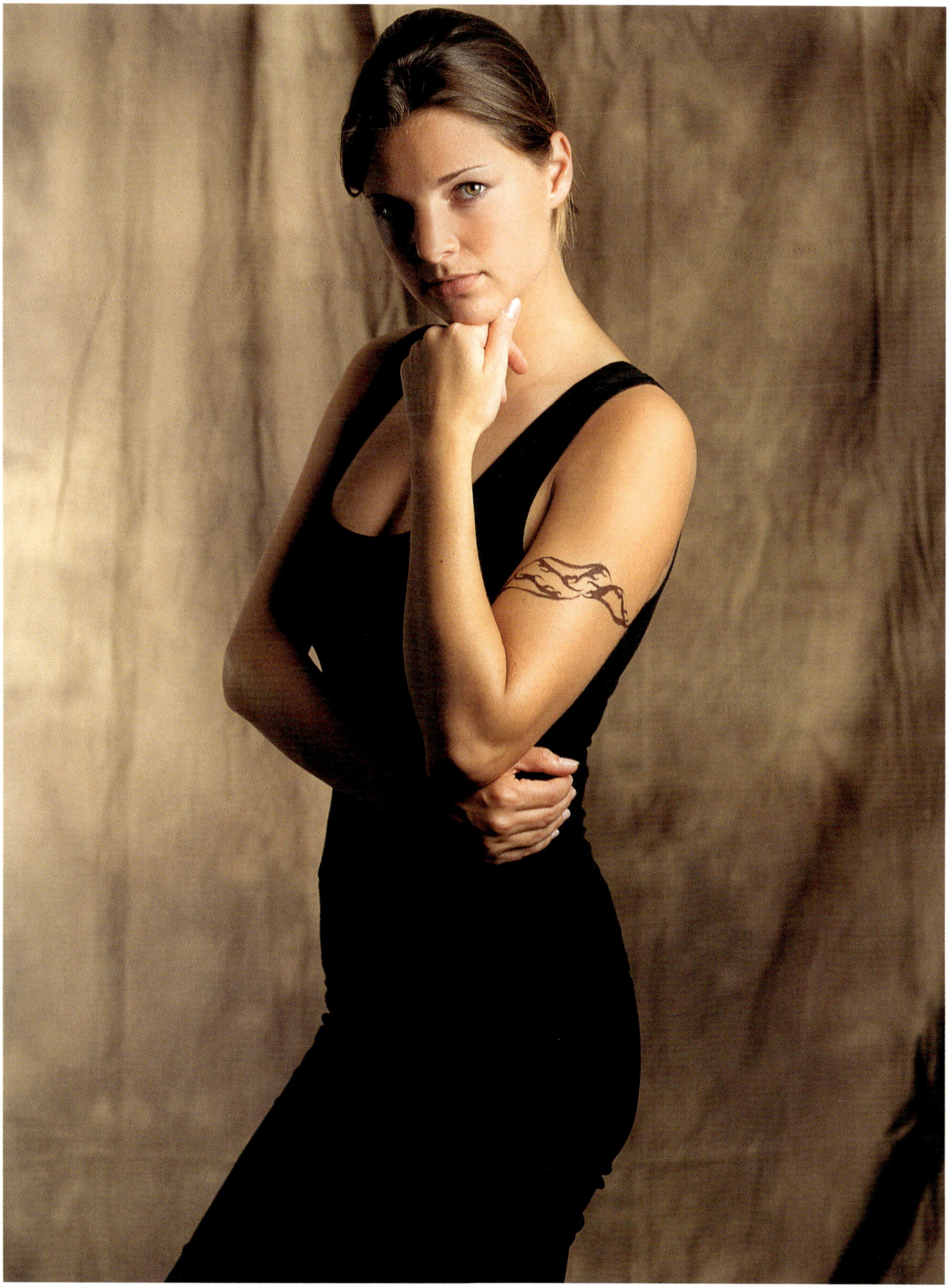

Reizvoller Blickfang für ärmellose Outfits – ein Tattoo als Armreif.

Das Wasser mit einer halben getrockneten Zitrone aufkochen, bis sich das Wasser rötlich färbt. Den Zucker dazugeben. Den heißen Sud löffelweise mit dem gesiebten Henna-Pulver vermischen, bis eine Paste mit der richtigen Konsistenz entsteht. Schon nach etwa einer halben Stunde kann die Paste auf die Haut aufgetragen werden.

Mit Tamarindenpaste

Zutaten: Henna-Pulver, 1 TL Tamarindenpaste, etwas Eukalyptusöl und Nelkenöl, 2 TL Kaffee und 2 TL schwarzer Tee, etwas Zitronensaft

Etwa einen halben Liter Wasser in einem Topf zum Kochen bringen, den Tee, Kaffee und die Tamarindenpaste dazugeben und die Mischung eine gute halbe Stunde lang bei geschlossenem Deckel sieden lassen. Abkühlen lassen und den Aufguss durch ein feines Sieb gießen.

Die gewünschte Menge Henna-Pulver in eine Tasse oder ein Schüsselchen geben und den Aufguss löffelweise unterrühren. Hat die Paste die gewünschte Konsistenz, muss sie mindestens drei Stunden ruhen. Bevor sie nun in die Spritztüte oder das Spritzfläschchen gefüllt wird, je 5 Tropfen Nelken- und Eukalyptusöl sowie etwas Zitronensaft zugeben und gut untermischen. Nochmals prüfen, ob sich Klümpchen gebildet haben.

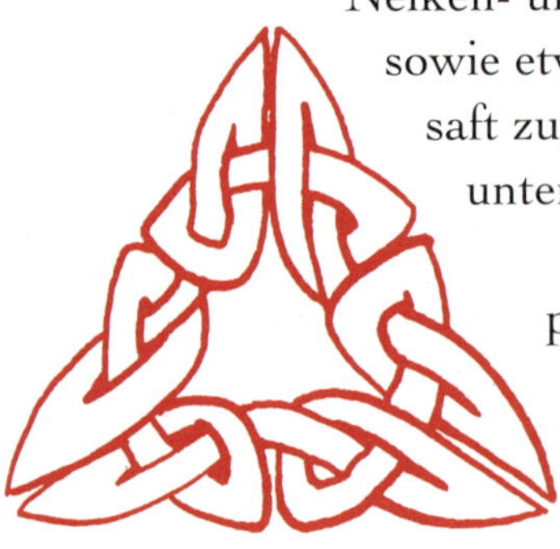

Farbschattierungen

Neben Henna gibt es noch andere intensive Gerbstoffspender wie Tamarindenpaste oder Khatta (Betelnusspulver), die der Henna-Paste eine besondere Farbe verleihen.

Mit Limetten

Zutaten: ⅛ Limette, in Scheiben geschnitten, 1 Beutel schwarzer Tee, ¼ TL Zucker, ½ Tasse Wasser, Eukalyptusöl

Den Teebeutel aufkochen, Limette und Zucker dazugeben, kurz weiterkochen lassen. Dann den Sud langsam abkühlen lassen und durch ein Sieb gießen. Henna-Pulver sowie etwa 10 Tropfen Eukalyptusöl beimengen, bis die Paste die gewünschte Konsistenz hat. Abdecken und kurz ruhen lassen.

Warmer Aufguss

Wenn Sie das Henna-Pulver mit zu heißem Wasser bzw. Tee- oder Kaffeeaufguss vermischen, bilden sich Klümpchen. Lassen Sie den Aufguss etwas abkühlen und geben Sie ihn dann zum Pulver. Am besten lassen Sie das Henna-Pulver unter ständigem Rühren langsam in die Flüssigkeit einrieseln.

Mit Schwarztee

Zutaten: ½ l Wasser, 2 Beutel schwarzen Tee, etwas Tamarindenpaste, 1 Prise Zucker, Eukalyptusöl

Das Wasser mit den beiden Teebeuteln und der Tamarindenpaste (etwa eine haselnussgroße Menge) auf die Hälfte einkochen. Den Aufguss abkühlen lassen und durch ein feines Sieb filtern. Das Henna-Pulver und einige Tropfen Eukalyptusöl dazugeben. Die fertige Mischung mindestens 2 Stunden ruhen lassen, bei Bedarf nochmals Henna-Pulver oder Eukalyptusöl zugeben, bis die Paste die richtige Konsistenz hat.

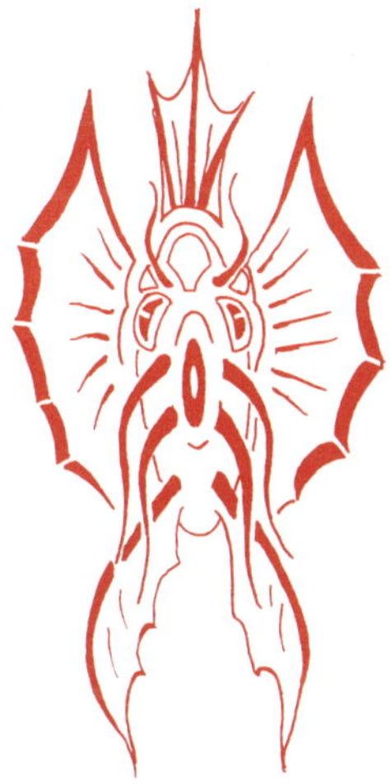

Mit Zitronensaft und Öl

Zutaten: 1 Tasse frisch gepresster Zitronensaft, je 10 Tropfen Nelken- und Eukalyptusöl, Henna-Pulver

Den Zitronensaft durch einen Kaffeefilter filtern, um alle Fruchtstückchen zu entfernen. Den klaren Saft sorgfältig mit Nelken- und Eukalyptusöl verrühren. Das Henna-Pulver mehrmals durch ein Haarsieb filtern, bis es extrem feinpulvrig ist. Die Zitronensaft-Öl-Mischung löffelweise zum Henna geben; zwischendurch gründlich umrühren, damit sich keine Klümpchen bilden.

Die richtigen Arbeitsmittel

Rühren Sie die Henna-Paste am besten in einer Porzellanschüssel oder einem irdenen Gefäß an. Plastik- oder Metallschüsseln könnten mit einer der Zutaten reagieren, vor allem, wenn Sie Tamarindenpaste oder Zitronensaft verwenden. Wenn Sie die Paste über Nacht oder noch länger ziehen lassen wollen, verschließen Sie die Schüssel möglichst dicht und stellen Sie sie an einen dunklen, kühlen Ort, am besten in den Kühlschrank.

Einfach ausprobieren

Wird Henna-Pulver mit heißem Wasser bzw. mit einem Tee- oder Kaffeeaufguss vermischt, verstärkt das die Farbkraft der getrockneten Pflanzenblätter. Auch die Zugabe von leicht gezuckertem Zitronen- oder Limettensaft beeinflusst die Färbung positiv.

Probieren Sie verschiedene Variationen der genannten Rezepte aus. Manche Anwenderinnen schwören auf heißen Tee oder Kaffee zum Aufgießen und beginnen mit dem Auftragen des Henna-Tattoos, sobald die Paste etwas abgekühlt ist. Andere hingegen gießen nur mit warmem Wasser auf, lassen die Paste über Nacht oder sogar 28 Stunden quellen und verdünnen sie mit etwas heißem Aufguss oder Zitronensaft, bevor sie mit dem Auftragen beginnen.

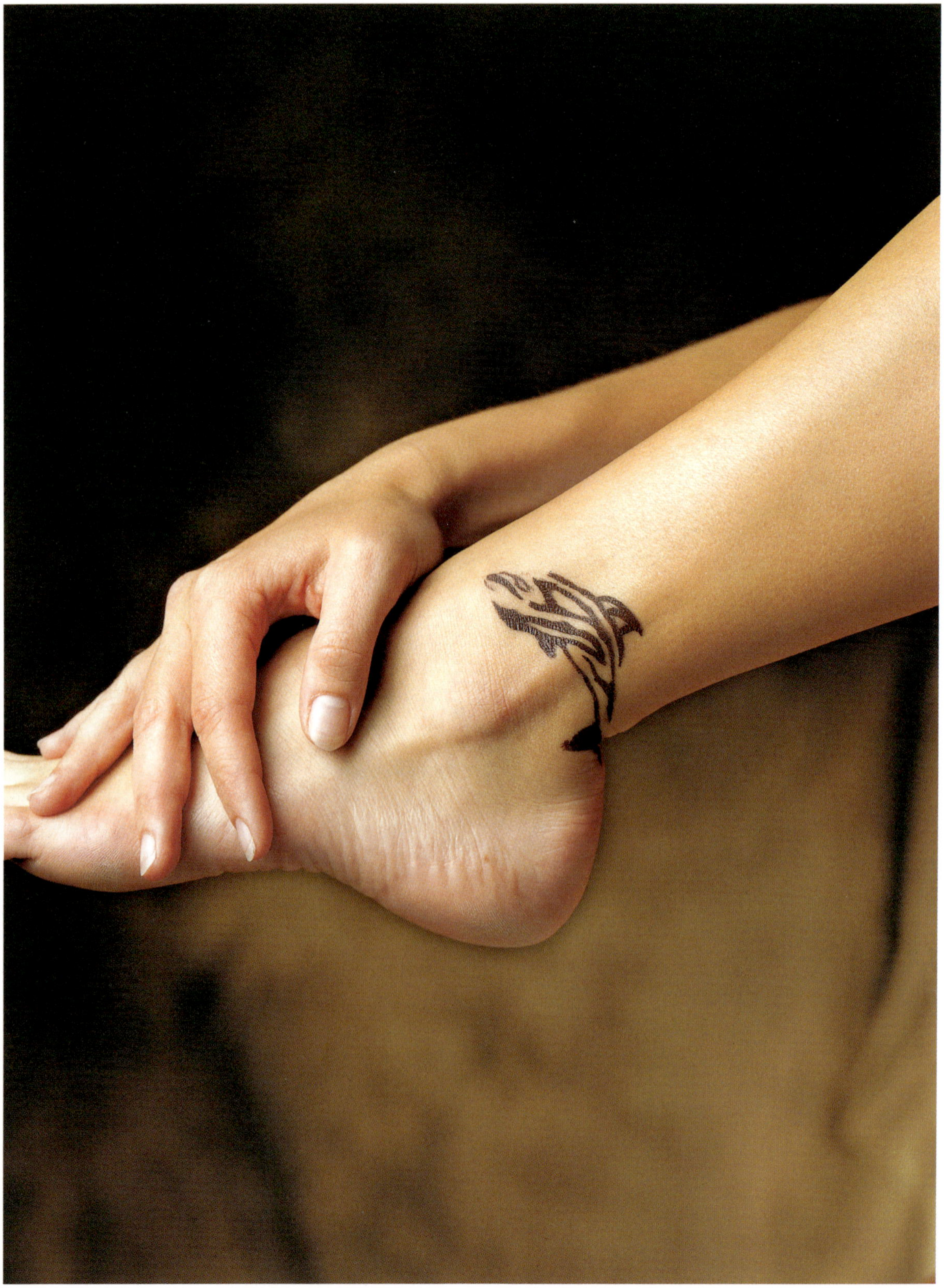

Hier ziert ein unauffälliger, kleiner Delphin den Knöchel.

So kommen die Tattoos auf die Haut

Ob Sie sich nun für ein klassisches Mehndi-Muster oder irgendein anderes Tattoo-Motiv entscheiden: Das Wichtigste ist, dass es Ihnen gefällt, denn es wird Sie für die nächsten Wochen begleiten, entweder offen auf der Hand oder dem Arm oder etwas versteckter auf Bauch, Fuß oder Rücken.

Ein Henna-Tattoo ist ein Schmuck, den man zeigen möchte und der Beachtung und meist auch Bewunderung findet. Nehmen Sie sich Zeit und arbeiten Sie sorgfältig, um ein gutes, vorzeigbares Ergebnis zu erzielen. Auch wenn das Vorbereiten der Paste und das Auftragen mit etwas Übung immer schneller geht, für die Einwirkzeit der Paste gilt stets: je länger, desto besser!

Beste Zeit

Beginnen Sie mit dem Tattoo in den späten Nachmittagsstunden oder am Abend. Gut verpackt kann die Paste dann über Nacht einwirken.

Ein Tattoo entsteht

Hier erfahren Sie, was Sie beim Auftragen der Henna-Paste, bei der Vor- und Nachbereitung alles beachten sollten. Vielleicht hilft Ihnen eine Freundin oder ein Freund; bei schwer erreichbaren Körperstellen ist die Hilfe eines Anderen ohnehin erforderlich. Am meisten Spaß macht es, wenn Sie sich gegenseitig mit Henna-Tattoos schmücken.

Vorbereitungen

Sie haben sich die nötigen Zutaten und Hilfsmittel besorgt und die Henna-Paste angerührt. Bevor Sie nun daran gehen, ein Henna-Tattoo mit Hilfe einer Schablone, der Abpaustechnik oder freihändig per Spritztüte oder -fläschchen auf die Haut zu zeichnen, müssen Sie die ausgewählte Hautfläche vorbereiten.

Waschen Sie die betreffende Hautpartie sorgfältig, betupfen Sie sie mit klärendem Gesichtswasser oder einem Orangen-Rosenwasser-Gemisch und rubbeln Sie sie leicht ab. So werden alle abgestorbenen Hautschüppchen abgerieben, die das Tattoo schnell verblassen lassen. Noch wirksamer ist ein leichtes Peeling. Es sorgt für ein besonders haltbares Tattoo.

Behaarte Partien sollten rasiert werden, wenn mehr als ein leichter Körperflaum auf der betreffenden Stelle wächst.

Öle

Die Haut nimmt die Henna-Farbe besser auf, wenn Sie unmittelbar vor dem Auftragen der Paste mit einem Wattepad ein paar Tropfen Eukalyptus- oder Nelkenöl auftragen.

Übertragen des Motivs und Auftragen der Paste

Wenn Sie sich für ein Motiv entschieden haben und wissen, an welcher Körperstelle Sie es auftragen wollen, dann gibt es verschiedene Möglichkeiten, das Motiv auf die Haut zu übertragen: Mit einer Schablone, mit der Abpaustechnik oder durch eine Freihandzeichnung.

Schablonen

Wenn Sie eine selbstklebende Schablone benutzen, bereiten Sie die Haut wie oben beschrieben vor und kleben die Schablone auf die entsprechende Hautstelle. Tragen Sie dann die dickflüssig angerührte Henna-Paste mit Hilfe eines Holzstäbchens, mit dem Spritzbeutel oder mit dem Spritzfläschchen auf. Achten Sie darauf, dass die Schablone gut haftet und dass beim Farbauftrag keine Paste zwischen Schablone und Haut fließt.

Nach dem Auftragen wischen Sie die überflüssige Paste vorsichtig mit Wattepads von der Schablone ab. Die Schablone liegt nun frei und kann nach etwa einer halben Stunde, wenn das Henna etwas angetrocknet ist, vorsichtig abgezogen werden. Dabei darf sich die Paste in den ausgestanzten Flächen nicht lösen, da sie einige Stunden einwirken muss.

Haut spannen

Beachten Sie beim Auftragen eines Henna-Tattoos auf Bauch oder Rücken, dass die Haut während der ganzen Zeit gleichmäßig gespannt bleibt. Da das Auftragen der Paste einige Zeit in Anspruch nehmen kann, sollten Sie auf jeden Fall eine bequeme Stellung einnehmen.

Nicht selbstklebende Schablonen aus Folie können mit Klebestreifen auf der Haut befestigt werden. Dabei ist auf eine gleichmäßige Hautspannung zu achten. Hier ist die Gefahr größer, dass Henna-Paste zwischen Folie und Haut gerät; tragen Sie die Paste also vorsichtig auf und achten Sie auf eine nicht zu dünne Konsistenz. Nach dem Säubern der Schablone ziehen Sie sie vorsichtig ab und bessern alle ausgebrochene Stellen mit Henna-Paste aus.

Die Arbeit mit nicht selbstklebenden Schablonen geht leichter, wenn Sie nur die Konturen des Motivs mit wasserlöslichem Filzstift auf die Haut übertragen, die Schablone wieder abnehmen und das Muster mit Henna-Paste auffüllen.

»Abpausen« von Vorlagen

Neben dem Freihandzeichnen bzw. der Improvisation gibt es auch die Möglichkeit, Motive 1:1 direkt auf die Haut zu übertragen. Das funktioniert mit einem verblüffend einfachen Trick.

Sie brauchen dafür, neben der Vorlage, die Sie übertragen möchten, lediglich Pauspapier, also einfaches Butterbrotpapier, einen dünnen, wasserlöslichen Filzstift und einen Deo-Roller. Mit diesen einfachen Mitteln können Sie jedes beliebige Motiv direkt von der Vorlage auf die Haut abpausen. Und so geht's:

- Legen Sie das Pauspapier auf das gewünschte Motiv und zeichnen Sie die Konturen mit dem Filzsitft nach.
- Tragen Sie das Deo auf die Hautpartie auf, die Sie mit dem Henna-Tattoo verzieren wollen.
- Legen Sie das Pauspapier mit der Seite, auf der sich die Filzstiftlinien befinden, auf die Haut und drücken Sie es leicht an. Achten Sie darauf, dass das Papier nicht verrutscht.
- Ziehen Sie das Papier ab – das Motiv befindet sich auf der Haut. Jetzt können Sie die Konturen mit der Spritztüte oder dem Spritzfläschchen nachziehen und die Flächen ausfüllen.

Die Filzstiftlinien sind nach dem Übertragen des Henna-Tattoos nicht mehr zu sehen bzw. waschen sich aus.

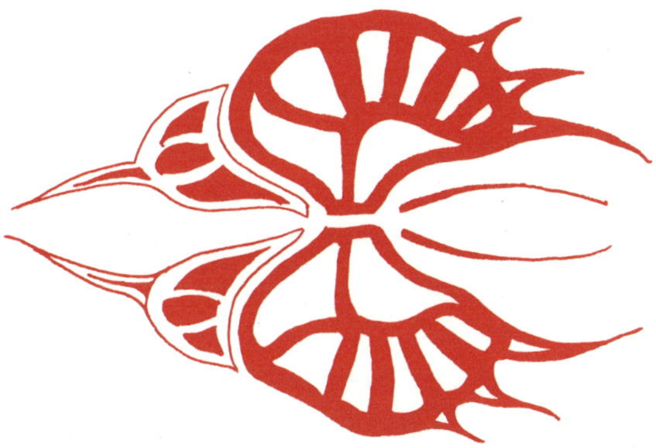

Mit dieser einfachen Methode können Sie alle beliebigen, gut konturierten Motive auf die Haut bringen. Mit der Vergrößerungs- bzw. Verkleinerungsfunktion eines Kopierers können Sie zu kleine oder zu große Vorlagen in die richtige Tattoo-Größe bringen.

Vorlagen abpausen

Beachten Sie, dass mit der Abpausmethode alle Motive seitenverkehrt übertragen werden. Wenn Sie also einen Namen lesbar auf die Haut kopieren wollen, müssen Sie ihn nochmals spiegelverkehrt auf ein zweites Papier pausen.

Freihandzeichnen

Man braucht etwas Übung und Geschick dazu, Mehndi-Muster oder andere Tattoo-Motive freihändig auf die Haut aufzutragen oder gar eigene Muster zu entwerfen.

Die älteste Methode der Körperbemalung ist das Übertragen mit einem Stück Holz. Dabei entwickeln sich die Linien langsam und man kann schnell korrigierend eingreifen. Diese Methode beansprucht sehr viel Zeit, da man das Holzstück, etwa einen Zahnstocher, immer wieder in die Henna-Paste tauchen muss und nur kurze Strecken auf der Haut zeichnen kann. Das gleiche gilt für das Zeichnen mit einem Pinsel.

Wenn Sie jedoch etwas Übung im Freihandzeichnen haben und gern Motive während des Zeichnens entwickeln, ist das eine der reizvollsten und kreativsten Möglichkeiten, Mehndi-Muster auf die Haut zu übertragen.

Nachfolgend ein paar Übungen zur Linienführung, wenn Sie diese Methode ausprobieren möchten.

✱ Beginnen Sie damit, dass Sie auf einem großen Papier (unbedingt Zeitung unterlegen) einfache, gerade Linien mit einem dünnen Stift, vielleicht sogar probehalber mit einer Spritztüte oder einem Spritzfläschchen nachzeichnen.

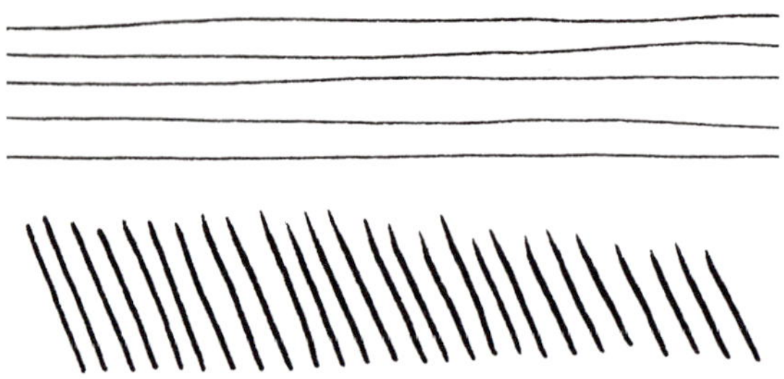

✱ Wenn Sie sich sicher fühlen, gehen Sie zu Wellenlinien, Kreisen und Schneckenmustern über. Füllen Sie zum Schluss eine größere Fläche mit einem sich immer wiederholenden Muster.

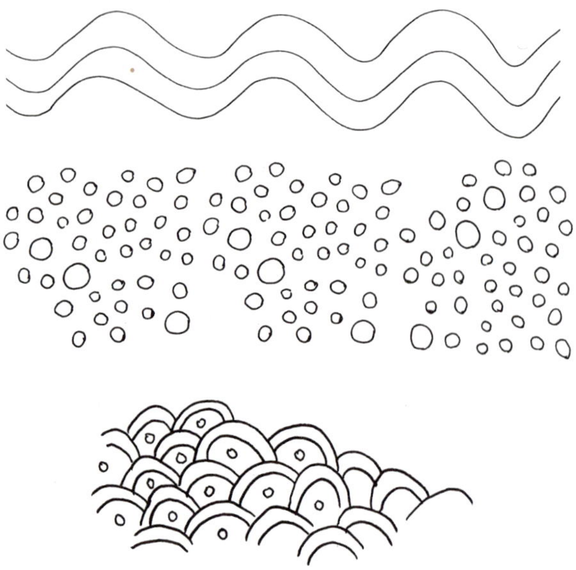

✱ Weitere Ideen und Anregungen für das Freihandzeichnen finden Sie im Kapitel »Muster und Symbole« auf Seite 33.

Arbeiten mit der Spritztüte

Die Spritztüte spielt eine zentrale Rolle beim Erstellen von Henna-Tattoos, sie ist sozusagen das wichtigste Hilfsmittel, um die Muster genau und schnell auf die Haut zu bringen.

Egal ob Sie abgepauste Muster nachfahren oder Freihandzeichnungen erstellen, wenn Sie etwas Übung beim Anwenden der Spritztüte haben, geht es recht schnell und sicher.

Fassen Sie die Spritztüte mit Daumen und Zeigefinger nahe der Spitze, sodass sie beim Zeichnen nicht wegknicken kann. Das hintere Ende der Tüte führen Sie zwischen Ringfinger und kleinem Finger. Leert sich die Tüte, wickeln Sie sie etwas um den Ringfinger und halten sie mit dem kleinen Finger fest. Nimmt der Inhalt der Spritztüte deutlich ab, kann die Tüte von hinten weiter gefaltet und festgeklebt werden. Kann man mit beiden Händen arbeiten, fasst man die Tüte mit der einen Hand vorn und mit der anderen Hand am hinteren Ende und drückt so die Paste vorsichtig zur Spitze.

»Ziehen« Sie die Linien mit der Spritztüte, indem sie die Spitze leicht auf die Haut auflegen und die Motivkonturen exakt nachfahren.

Üben Sie auf einem Blatt Papier, wie Sie die Spritztüte am besten handhaben, wieviel Druck Sie ausüben müssen und ob das Loch der Spritztüte die richtige Größe hat. Ist das Loch zu groß, können

Sie es mit Klebeband entweder enger kleben oder ganz schließen und erneut mit der Nadel einstechen.

Flächen füllen

Beginnen Sie beim Ausfüllen der Flächen mit der Spritztüte oder dem Spritzfläschchen immer an der engsten Stelle des Motivs. Ziehen Sie immer parallele Linien, anstatt die Fläche mit kreis- oder schlangenförmigen Linien zu füllen.

Einwirkzeit

Mit dem Auftragen der Henna-Paste ist ein wichtiger Schritt zum gelungenen Henna-Tattoo getan, doch das Ziel ist noch nicht erreicht. Als nächstes müssen Sie die Paste wirken lassen. In den nächsten Stunden gibt sie ihre Farbstoffe an die Haut ab und trocknet dabei langsam aus. Je länger die Trockenzeit hinausgezögert wird und je länger die Paste auf der Haut bleibt, desto intensiver und dauerhafter wird das Henna-Tattoo. Um die Paste feucht zu halten, betupfen Sie sie ab und zu mit einer Zitronensaft-Zucker-Lösung (zwei Teile Zitronensaft, ein Teil Zucker). Wurde genug Lösung aufgetragen, erhält die Henna-Paste einen matten Glanz und muss nicht mehr angefeuchtet werden. Die Henna-Paste muss mindestens zwei bis vier Stunden auf der Haut bleiben. Noch besser sollte sie acht Stunden nicht entfernt werden.

Hitze fördert den Färbeprozess, und wer es eilig hat, das Ergebnis zu Gesicht zu bekommen, kann sich in die Sonne setzen oder die aufgetragene Paste mit einer Infrarot-Wärmelampe bestrahlen. Doch auch dann sollte die Paste mindestens zwei Stunden auf der Haut bleiben.

Vorsicht Hitze!

Das Antrocknen der Henna-Paste mit dem Fön zu unterstützen ist gefährlich, da sich die Hautpartie dabei zu stark erwärmen kann.

Optimal bei Tattoos an Händen, Armen und Füßen ist es, wenn die Henna-Paste über Nacht einwirken kann. Bedecken Sie das Tattoo dazu mit einem Papiertuch, das mit der Zitronen-Zucker-Lösung getränkt ist, und umwickeln Sie die Stelle mit einer Haushaltsfolie oder einem alten Küchentuch. Kleben Sie diesen »Verband« gut zu, damit Sie nicht versehentlich die Bettwäsche mit Henna färben.

Während die Paste trocknet, sollte auf Sport und anstrengende Tätigkeiten verzichtet werden. Die Gefahr ist groß, dass durch starke Schweißentwicklung das Tattoo verschmiert oder verrutscht.

An der Stelle, wo die Henna-Paste aufgetragen wurde, wird die Haut leicht warm, vielleicht ziept sie auch ein bisschen. Das ist eine völlig normale Reaktion; treten an der betreffenden Hautstelle jedoch Schmerzen auf, sollten Sie die Paste sofort entfernen.

Nach dem Entfernen der Paste

Nach und nach beginnt die Henna-Paste aufzureißen und abzubröckeln. Geschieht das nach nur etwa einer halben Stunde, können Sie mit übriggebliebener Paste die herausgefallenen Stücke ersetzen und versuchen, das Tattoo mit einer Zitronensaft-Zucker-Lösung feucht zu halten.

Nach etwa acht Stunden ist es aber normal, dass die Paste sich zu lösen beginnt. Heben Sie die eingetrockneten Stücke mit dem Fingernagel von der Haut ab oder kratzen Sie sie mit der Rückseite einer Messerklinge ab. Sie können zum sanften Ablösen auch einen in Olivenöl getränkten Wattepad nehmen.

Jetzt sehen Sie das Henna-Tattoo. Es hat eine hell- bis dunkelorange Färbung, wird aber in den nächsten Stunden noch nachdunkeln. Geben Sie ein paar Tropfen Eukalyptus-, Nelken- oder Senföl auf die Haut – zur Not auch Olivenöl – und reiben Sie das Tattoo mit einem Wattepad ein.

Die Hautstelle darf die nächsten Stunden, am besten natürlich so lange wie möglich, nicht mit Wasser in Berührung kommen oder abgewaschen werden, damit das Tattoo nicht verblasst.

Farbintensität

In den ersten 24 Stunden dunkelt das Henna-Tattoo noch nach. Schweißtreibende sportliche Aktivitäten oder Sonnenbestrahlung können in dieser Zeit die Intensität positiv beeinflussen.

Farbveränderungen

Wenn die eingetrocknete Henna-Paste abgenommen wird, erscheint die Haut zunächst noch hell gefärbt. Im Verlauf des darauf folgenden Tages dunkelt das Tattoo zum Teil deutlich nach, was von der Qualität des Hennapulvers, von der Dicke der Epidermis, der Nachbehandlung und dem individuellen Hauttyp abhängt. Als Anhaltspunkt kann gelten, dass das Tattoo um so stärker nachdunkelt, je heller es anfangs erscheint. Ein verblassendes Tattoo kann durch ein erneutes Auftragen von Henna-Paste schnell und unkompliziert aufgefrischt werden.

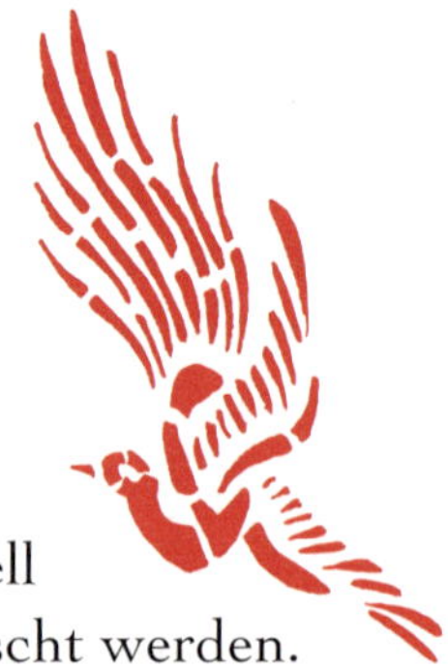

Dunkle und helle Haut

Je heller Ihre Haut ist, desto stärker fallen Henna-Tattoos auf. Auf heller Haut kommen feine Muster sehr gut zur Geltung, und schon eine kurze Einwirkzeit (ab ca. 60 Minuten) führt zu einem ziemlich intensiven Tattoo. Für diesen Hauttyp ist auch Henna-Paste aus der Tube sehr gut geeignet.

Wenn Sie eher dunkle oder stark gebräunte Haut haben, sollten sie flächigere Muster auswählen und die Paste möglichst lange einwirken lassen. Feine Linien kommen sonst nicht richtig zur Geltung. Wenn Ihnen ein Tattoo gefällt und Sie die Farbe intensivieren wollen, frischen Sie das Tattoo bereits nach einer Woche auf.

Narben bräunen oft weniger schnell als die restliche Haut. Henna-Tattoos hingegen halten auf Narben besonders lange, weil sich die Haut an diesen Stellen viel langsamer erneuert. Beziehen Sie größere Narben (etwa von Verbrennungen oder Operationen) in die Gestaltung Ihres Tattoos mit ein. Unter manchen Mustern lassen sich solche geschädigten Hautpartien wunderbar »verstecken«.

Verträglichkeit prüfen

Kurz bevor Sie die fertige Henna-Paste auf die Haut auftragen, prüfen Sie an einer versteckten Stelle, ob Sie auf irgend eine der verwendeten Substanzen allergisch reagieren. Spüren Sie ein unangenehmes Kribbeln oder eine starke Wärmeentwicklung, sollten Sie unbedingt ein anderes Rezept ausprobieren. Achtung: Bringen Sie die Paste nicht an Augen- oder Mundbereich, schlucken Sie sie nicht.

So hält das Tattoo länger

Neben der richtigen Zubereitung der Paste und einer möglichst langen Einwirkzeit gibt es noch einige Tipps, wie man die Lebensdauer eines Henna-Tattos verlängern kann, bevor es durch die natürliche Hautregeneration wieder verschwindet.

- Achten Sie darauf, dass Ihre Haut nicht austrocknet und dadurch schuppt. Cremen Sie die Haut zweimal täglich mit Ihrer üblichen Creme oder Lotion ein.
- Kommen Sie möglichst wenig mit Chlorwasser, Salzwasser oder Spülwasser in Berührung. Beim Abwaschen Haushaltshandschuhe tragen, im Schwimmbad das Henna-Tattoo mit einer wasserfesten Sonnencreme schützen.

Verblasste Tattoos

Wollen Sie, dass ein verblasstes Tattoo schneller verschwindet, behandeln Sie die Haut mit Peeling oder rubbeln sie wiederholt mit viel Wasser und Seife ab.

Austausch im Internet

Im Internet sind Henna-Tattoos, die verschiedenen Rezepte und Tipps zur Nachbehandlung schon seit einiger Zeit ein eifrig diskutiertes Thema. Neuerdings experimentieren die ersten Tattoo-Fans mit frischen Henna-Blättern. Die Pflanzen können über den Versandhandel bestellt werden. Informieren Sie sich aus erster Hand über aktuelle News und geben auch Sie Tipps und Ratschläge. Die Internet-Adresse des Henna-Page-Discussion-Forums lautet:

www.bioch.ox.ac.uk/~jr/henna/discuss/discuss.html

Mit dieser Adresse gelangen Sie direkt in das Diskussionsforum; von dort aus lassen sich Verbindungen zu weiteren Werbe- und Informationsseiten ansteuern.

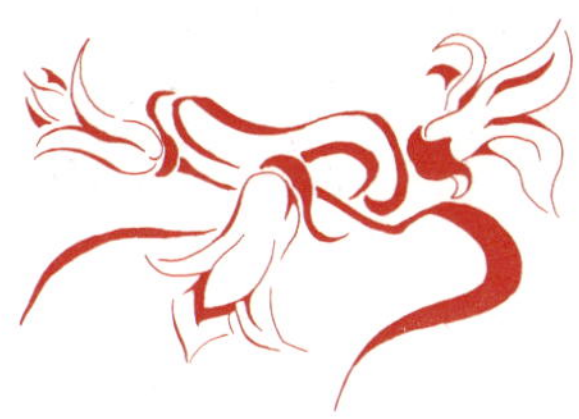

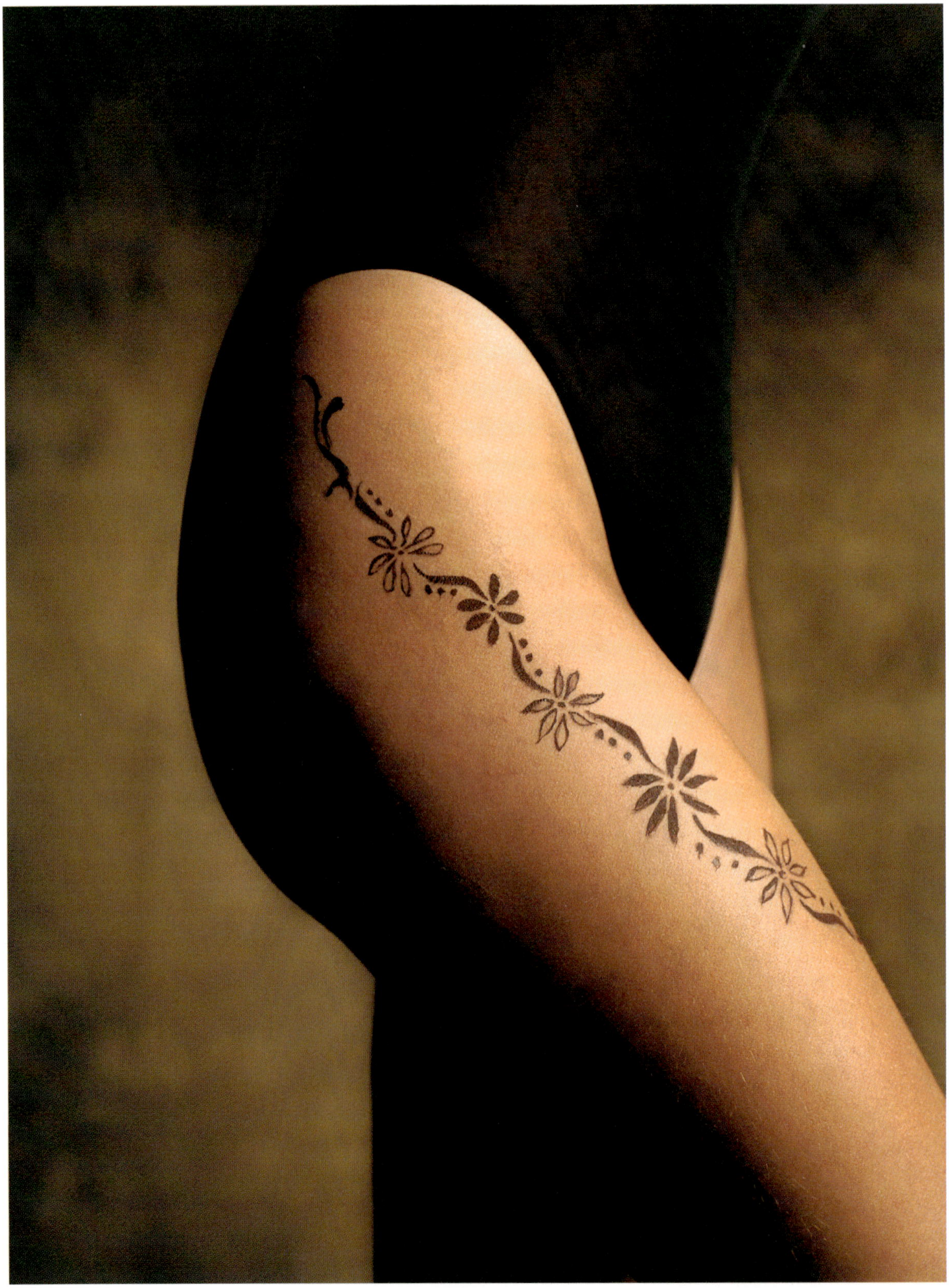

Florale Motive wirken als Band besonders schön.

Muster und Symbole

Neben traditionellen Mehndi-Motiven und Ornamenten eignen sich auch andere Symbole für die Körperbemalung mit Henna. Für diese Kunst gilt: Erlaubt ist, was gefällt. Entwickeln Sie selbst Motive auf einem Blatt Papier und übertragen Sie sie mit der Abpausmethode. Sie können sich aber auch von Motiven und Mustern aus Zeitschriften inspirieren lassen.

Einfache Mehndi-Muster gestalten

Viele Mehndi-Muster sind einfache Ornamente, die Sie mit etwas Übung freihändig zeichnend gestalten können. Beginnen Sie jeweils mit den Grundformen, etwa einer Raute, einem Kreuz, einem kleinen Kreis oder einem Tropfen. Wiederholen Sie die Umrisse in gleichmäßigen Abständen und schmücken Sie die Zwischenräume mit schrägen oder geschwungenen Linien aus.

Florale Ornamente entwickeln Sie am besten entlang einer geraden Linie oder einer Schlangenlinie. Ziehen Sie parallele Linien oder zeichnen Sie in die Schwünge Kringel oder Herzchen.

Auch verschiedene Blatt- und Blütenformen finden sich immer wieder in der Mehndi-Kunst. Lassen Sie Ihrer Fantasie freien Lauf. Hier sehen Sie eine kleine Auswahl der beliebtesten Muster der Mehndi-Malerei.

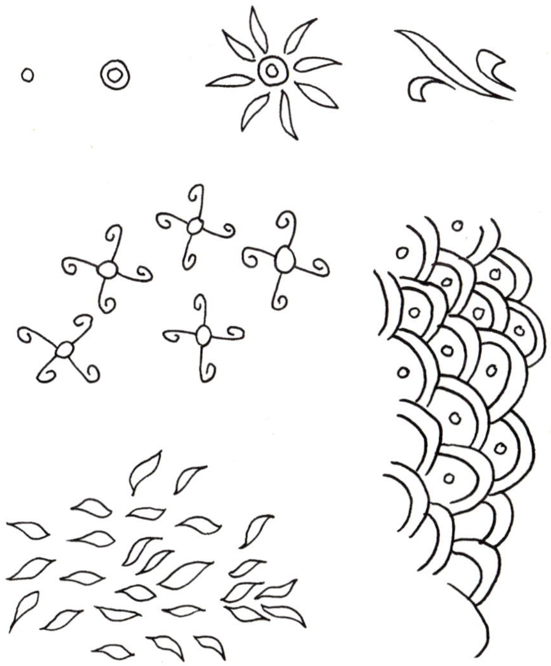

Die Skizze zuerst

Fertigen Sie von jedem Muster zuerst eine Skizze an, bevor Sie es auf die Haut auftragen.

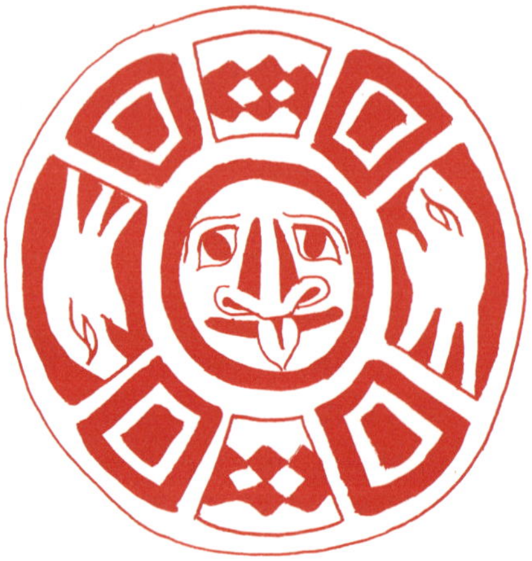

Der Aufbau eines größeren Motivs

Größere Motive auf Hand- und Fußrücken, auf der Handfläche, auf Bauch oder Rücken sollten Schritt für Schritt aufgebaut werden. Wir zeigen Ihnen, wie auch komplizierte Muster gelingen. Zunächst sollten Sie sich das Motiv genau ansehen und sich seinen Aufbau einprägen. Kompliziertere Elemente zeichnen Sie besser mehrmals auf einem Blatt Papier nach, bevor Sie das Motiv auf die Haut malen.

Beginnen Sie mit dem Zentrum, etwa einem kleinen Kreis oder einem Punkt. Um das Zentrum gruppieren Sie die restlichen Gestaltungselemente, die zueinander und zum Zentrum den jeweils gleichen Abstand haben.

Auf diese Weise entsteht ein gleichmäßig aufgebautes Ornament. Zwischen den Umrisslinien sollte immer ein Abstand von vier Millimetern sein, damit die Linien nicht ineinander verlaufen. Außerdem sollten Sie darauf achten, dass die Umrisslinien immer etwas stärker hervortreten.

Gerade Linien und Kreuze sind am einfachsten zu zeichnen. Sie können mit einem Kreis oder einem Blattmuster umschlossen und weiter ausgeschmückt werden. Allmählich entsteht so ein sehr kunstvoll aufgebautes Gesamtkunstwerk.

Motiv 1

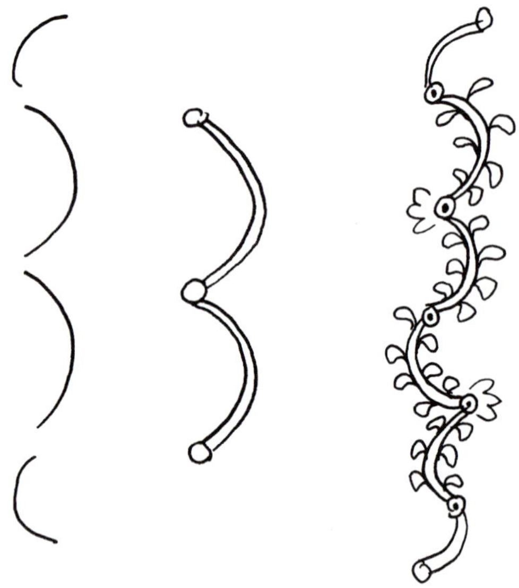

Erste Hilfe

**Auch geübte Mehndi-Maler machen Fehler. Das macht aber nichts, denn kleinere Ausrutscher können Sie gut in das Muster einbauen.
Bei größeren Schnitzern müssen Sie schnell reagieren und das Henna, bevor es die Haut färbt, mit einem Zahnstocher oder Wattepad wegwischen.**

Motiv 2

Auch für dieses ornamentale Muster gilt: Beginnen Sie mit dem Zentrum und fügen Sie Schritt für Schritt die restlichen Elemente hinzu.

Dabei zeichnen Sie zunächst die Umrisslinien der einzelnen Elemente und erst ganz zum Schluß füllen Sie die Muster aus.

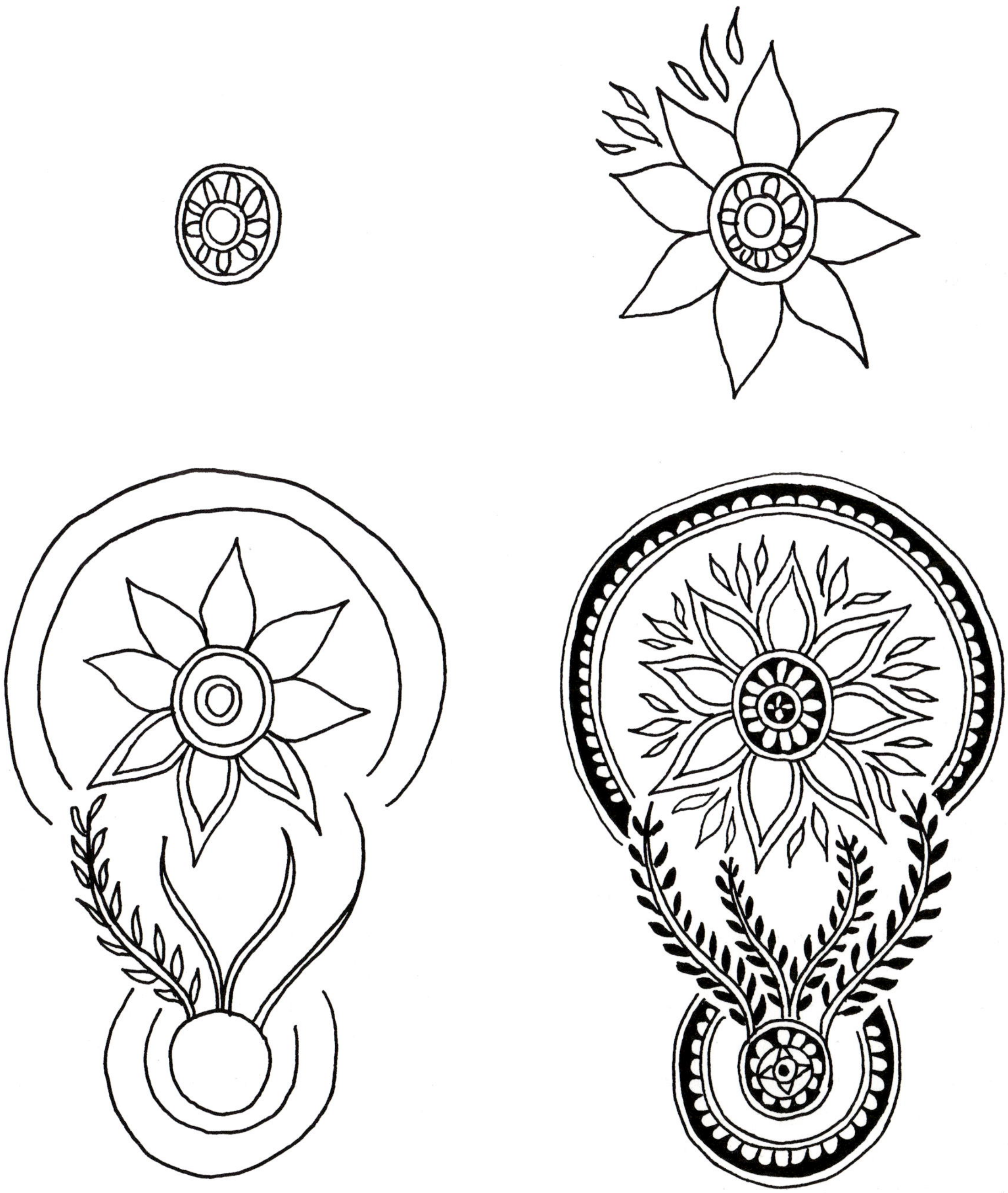

Die Symbole und ihre Bedeutung

Neben der Funktion als Körperschmuck haben symbolische Darstellungen von Tieren und Fabelwesen von alters her die Aufgabe, die positiven Eigenschaften der Figuren wie Kraft, Schnelligkeit, Mut oder Ausdauer auf den Geschmückten zu übertragen. Die Abbildung bedrohlicher Waffen und furchterregender Dämonen sollte Feinde abschrecken und in die Flucht schlagen. Sie sollten mit ihren eigenen Waffen geschlagen werden.

Die Tattoos hatten also die Funktion eines Amuletts, das Negatives und Böses abwehren und Gutes anziehen sollte. Außerdem waren Tattoos auch immer ein Zeichen, mit dessen Hilfe sich die Mitglieder eines Stammes, eines geheimen Bundes oder einer Religionsgemeinschaft erkennen konnten.

Für viele Völker signalisierten Tattoos auch geistige und körperliche Reife. So waren nach dem Glauben der Eskimos schlecht Tätowierte nach ihrem Tod dazu verdammt, umherzuirren und nach Schmetterlingen zu schnappen – der einzigen Nahrung für die Verfluchten. Oft wurden deshalb sogar noch Leichname tätowiert, um den Seelen der Verstorbenen dieses Schicksal zu ersparen.

Adler: Der Adler gilt als der König der Lüfte. Er symbolisiert Stärke, geistige und körperliche Kraft und den Sieg.

Affe: Im Orient und in Indien gilt der Affe als heiliges Tier, als Sinnbild für Schlauheit, Neugierde, Gewandtheit, Beweglichkeit, List und Witz.

Alpha und Omega: Der erste und letzte Buchstabe des griechischen Alphabets symbolisiert nach der Offenbarung Johannes die Schlüssel des Universums, das Erste und das Letzte, Anfang und Ende, Vollkommenheit in der Verschmelzung.

Ameise: Im alten China war sie ein Symbol des Fleißes, der Tugend und der Unbeirrbarkeit. Im Christentum steht sie für Klugheit, Strebsamkeit und vorbildliche christliche Lebensführung.

Amboss: Der Amboss ist ein Emblem der Tugend, der Tapferkeit und der Stärke; er steht für die Kraft des Einzelnen, sein Schicksal selbst zu bestimmen.

Anker: Der Anker sichert auch bei hoher See den Platz des Schiffes im Hafen. Er symbolisiert Hoffnung und Zuversicht.

Ankh: Das altägyptische Ankh-Zeichen steht für Fruchtbarkeit und ewiges Leben, es stellt als abstraktes Zeichen die Sonne, den Himmel und auch die Erde dar.

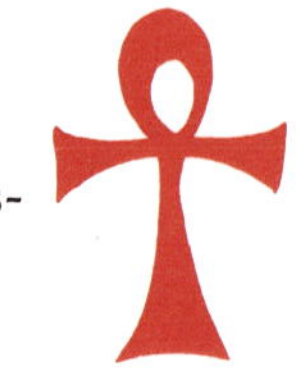

Auge: Als wichtigstes Sinnesorgan steht es in vielen Kulturen auch für Einsicht und das Erkennen höherer Werte und hat somit die Funktion eines Glaubenssymbols. In Ägypten gilt es als Symbol für den Sonnengott Horus, den Falken. Im christlichen Glauben hingegen wird es innerhalb eines Dreiecks (der heiligen Dreieinigkeit) als Gottessymbol verwendet.

Baum: Bäume symbolisieren Lebenskraft, Standfestigkeit und Beständigkeit, sich immer wieder erneuernde Lebenskraft und den Sieg über den Tod.

Bär: Der Bär galt in prähistorischer Zeit als Totemtier und taucht in vielen jahrtausendenalten Höhlenzeichnungen auf. Er galt als Nachttier und verkörpert Wildheit, Kraft und Kampfesmut, aber auch Tod und ewigen Schlaf.

Basilisk: Ein drachenähnliches Fabeltier, das der Sage nach durch seinen Blick oder seinen Atem nichtsahnende Menschen töten konnte. Der Basilisk steht für Versuchung, Bedrohung und Tod.

Biene: Sie gilt als der Inbegriff von Fleiß, Ordnungsliebe und Klugheit, als soziales, aber auch wehrhaftes Tier.

Blitz: Das mächtige und schnelle Feuer des Himmels gilt als unbezwingbare, todbringende Waffe, als drohende Mahnung, aber auch als Funke des Lebens und Spender der Fruchtbarkeit.

Chimäre: Ein feuerspeiendes Fabeltier, ein Mischwesen mit Löwenkopf, Ziegenkörper und Schlangenschwanz, das den Unbedachten bedroht.

Delphin: Er gilt als Symbol der Schnelligkeit und der Intelligenz. Seit Menschengedenken steht der Delphin im Ruf besonderer Klugheit und Menschenfreundlichkeit. Er ist der Begleiter der Meeresgottheiten und der Mittler zwischen Lichtwelt und Unterwelt.

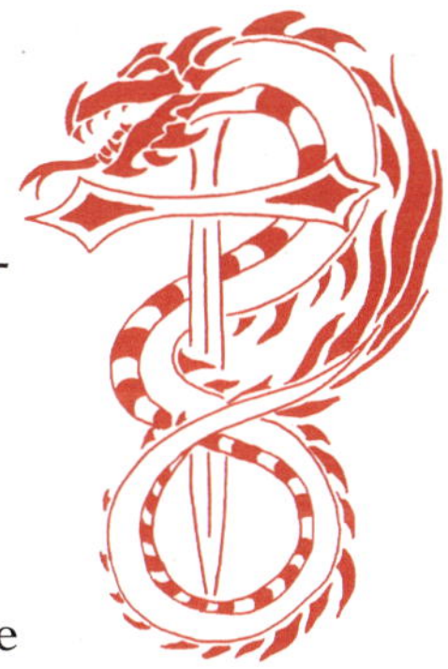

Drache: Als Glücksbringer spielt der Drache in der chinesischen Mythologie eine wichtige Rolle. Im Frühjahr bringt er Gewitter und Blitze, die fruchtbare Felder verheißen, vor allem, wenn der Drache auch Regen aus den Wolken schüttet. Drachenabbildungen verheißen dem Träger ein günstiges Schicksal und geben ihm Kraft und Mut.

Eidechse: Die Eidechse gilt als bewegliches und kluges Tier, sie steht für Schnelligkeit und geistige Beweglichkeit, für Regeneration und Suche nach Helligkeit, Klarheit und Einsicht.

Einhorn: Das Einhorn ist eine Fabelgestalt, dem heilende und erlösende Kräfte zugeschrieben werden. Es symbolisiert Stärke und Mut, aber auch List, göttliches Licht und Friedfertigkeit.

Elefant: In Asien gilt der Elefant als königliches Reittier, als Symbol der Souveränität, Kraft und Festigkeit.

Eule: Die Eule gilt als Symbol der Weisheit, Klugheit, Ernsthaftigkeit und Nachdenklichkeit. Unnütze Taten umschreibt man mit dem Ausspruch »Eulen nach Athen tragen«, denn Athen gilt als die Stadt der Gelehrten und der Weisheit. So steht die Eule auch stellvertretend für Pallas Athene (Minerva), die Göttin der Weisheit und Wissenschaften und Schutzgöttin Athens.

Fledermaus: Im alten China galt dieses Nachttier als Symbol für Glück und langes Leben. Im europäischen Mittelalter wandelte sich die Bedeutung der Fledermaus, sie gilt künftig als Botin oder gar Inkarnation des Teufels, die schlafenden Kindern das Blut aussaugt.

Fliege: Im Fernen Osten wird die Fliege als besondere Erscheinungsform der menschlichen Seele verehrt. In der persischen Mythologie und in Syrien hingegen fürchtet man sie als Herrin der Teufel, die Pest und Unheil bringen.

Fluss: Der Fluss gilt als Symbol der Fruchtbarkeit, des ständigen Wechsels und der unendlichen Möglichkeiten auf Erden. Er symbolisiert auch Anfang und Ende, denn zu den vier himmlischen Flüssen gesellen sich die Höllenflüsse, auf denen die Seelen der Toten in die Unterwelt gebracht werden.

Frosch: In Ägypten gilt der Frosch oder die Kröte als heilbringendes, religiöses Symbol, als Sinnbild der Auferstehung und langen Lebens.

Greif: Das Fabeltier Greif hat den Körper eines Löwen und die Flügel, Schnabel und Augen des Adlers. Er vereinigt in sich die Eigenschaften beider Tiere: Stärke, Mut, Wachsamkeit, Klugheit und Unbestechlichkeit.

Hahn: Der Hahn galt bei den Syrern und Ägyptern als Sonnensymbol, als Allegorie des Feuer- oder Sonnengottes, der Morgendämmerung und der Wachsamkeit. Ferner symbolisiert er Kampfeslust, Mut, Wachsamkeit und Männlichkeit.

Herz: Seit altersher gilt das Herz als Sitz des Lebensprinzips und der Gefühle. Das Herz steht für Zuneigung, Verlangen und Liebe. Das »reine Herz« gilt als aufrichtig und unbestechlich, ein Herz, in das ein Name geschrieben wird, symbolisiert ewige Treue über den Tod hinaus.

Hund: Als treuester Begleiter des Menschen und Hüter von Haus und Hof gilt der Hund als Symbol der Unbestechlichkeit, Beständigkeit, Treue und Aufopferungsbereitschaft. Zerberus hingegen, der dreiköpfige Höllenhund, verkörpert das Gegenbild zur heiligen Dreieinigkeit.

Igel: Im alten China und Japan als Sinnbild des Reichtums verehrt, steht der Igel in vielen Kulturen für Wehrhaftigkeit und Unbeirrbarkeit, manchmal aber auch für Zorn und Aggressivität.

Käfer: Die Skarabäen, auch »Pillendreher« genannt, weil sie in aus Dung gedrehten Kugeln ihre Eier legen, waren den Ägyptern als Symbol des Lebens heilig. Im christlichen Glauben verkörpern sie die Auferstehung und das ewige Leben.

Kamel: Das Kamel gilt von alters her als Symbol der Nüchternheit, der Mäßigung und Duldsamkeit, aber auch als Allegorie für den Kontinent Asien.

Katze: Die Katze steht für Reinlichkeit, Gewandtheit und Intelligenz, sie gilt als Wohltäterin und Beschützerin der Menschen. Die schwarze Katze wird als Gefährtin der Hexe und Helferin der schwarzen Magie gefürchtet.

Kleeblatt: Ursprünglich eine Zauberpflanze der Druiden, ziert das »shamrock« heute das Wappen Irlands. Der Heilige Patrick soll dem irischen Volk am Beispiel des Kleeblatts die »heilige Dreieinigkeit« erklärt haben.

Kranz: Aus Laub oder Blumen gebunden ist der Kranz ein Symbol der Auszeichung, der Ehre und höchsten Würde. Er bedeutet Ruhm, Ehre und Freude.

Kreuz: Das Kreuz ist eines der ältesten Symbole überhaupt in der Geschichte der Menschen. Als Verbindung entgegengesetzter Punkte gilt es als Sinnbild der Verknüpfung von Extremen, der lebensspendenden Kraft und des Ausgleichs.

Krone: Ein königliches Würdezeichen, das die höchsten Tugenden auszeichnet. Es steht für Gerechtigkeit, Ruhm, Ehre, aber auch für Freude. Seine Kreisform und sein Sitz auf dem Kopf des Menschen verweisen auf Transzendenz und Unsterblichkeit und ewiges Leben.

Leopard: Der Leopard verkörpert den Krieg und die Jagd. Er gilt als stolz, wagemutig, überlegt, schlau und gerissen.

Lilie: Blumenornamente verkörpern von alters her Wachsen und Gedeihen, unermüdliches Streben und stetige Erneuerung. Lilien gelten als Zeichen der Reinheit, Schönheit und Unschuld.

Löwe: Der Löwe gilt aufgrund seiner Stärke und seines Mutes als Herrscher der Tiere auf Erden. Der brüllende Löwe symbolisiert neues Leben, neue und unbändige Kraft. Er gilt als triumphierender Sieger über die Mächte der Finsternis.

Lorbeer: Der immergrüne Lorbeer verkörpert Jugend und immerwährendes Leben und Gedeihen, aber auch Sieg, Ehre, Ruhm und Frieden.

Malteserkreuz: Die älteste Form des Kreuzes aus einem Tempel auf Malta, der einer Göttin geweiht war. Das Malteserkreuz symbolisiert die vier Himmelsrichtungen und die Ausgewogenheit aller Kräfte.

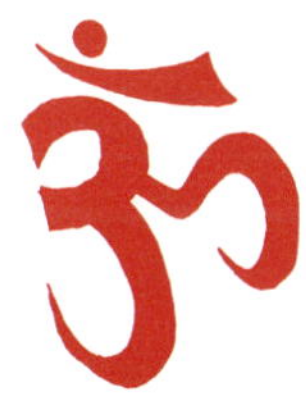

Om: Das Sanskritzeichen Om ist das Symbol, das den Laut der Schöpfung darstellt. Es verhilft zu innerer Ruhe und gilt bei Meditationen als bewährtes Mittel, um höhere Bewusstseinsebenen zu erlangen.

Panther: Als gefährliches Nacht- und Raubtier steht der Panther für Gefährlichkeit, Intelligenz und Kraft. In der Romantik galt der Panther als Inbegriff des Lebens und der Fruchtbarkeit.

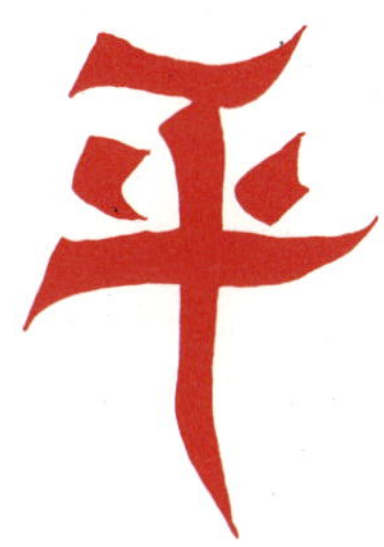

Peace: Das chinesische Friedenszeichen ist ein Symbol für innere Zufriedenheit, Gelassenheit, Ruhe und Ausgeglichenheit.

Pfau: Der prachtvolle Pfau symbolisiert in Indien Liebe, Leidenschaft, Glück, aber auch Treue, Beständigkeit und Erfüllung.

Rabe: In den indianischen Schöpfungsmythen gilt der Rabe als Mittler zwischen Himmel und Erde und als Stellvertreter der höchsten Gottheit. Er gilt als unbezwingbar und loyal, überlegt und schlau.

Ringe: Der Ring gilt als Sonnensymbol und als Zeichen für Ewigkeit, da er keinen Anfang und kein Ende hat. Jemandem einem Ring zu geben bedeutet, sich mit ihm auf immer zu verbinden.

Rose: Die Rose ist das Symbol der Liebe und des unendlichen Vertrauens.

Schiff: Das Schiff symbolisiert Übergang und Reise. Es ist ein Zeichen der Hoffnung, des Neubeginns, der Freiheit und Ungebundenheit. Es trotzt allen Stürmen. Zusammen mit Kreuz, Herz und Anker gilt es als Sinnbild des Glaubens, der Liebe und Hoffnung.

Schildkröte: Die Schildkröte gilt als Symbol der Weisheit, Kraft und Beständigkeit. Sie steht aber auch für Fruchtbarkeit, Ausgeglichenheit und langes Leben.

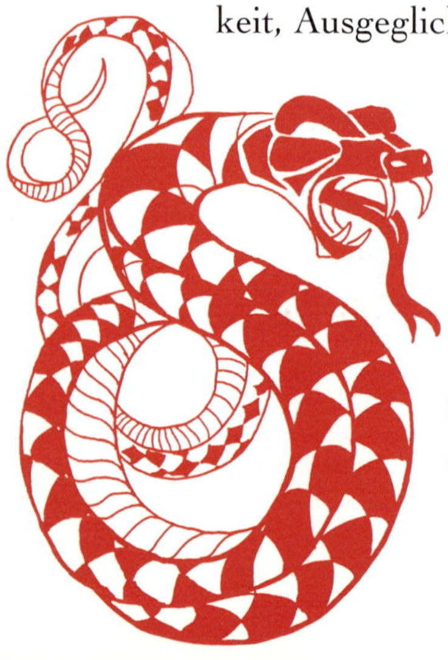

Schlange: Die Schlange hat eine sehr starke Symbolkraft und verkörpert Gutes und Schlechtes zugleich. So gilt sie in Asien als Schöpferin der Erde und des Himmels, sie verkörpert Klugheit, Intelligenz, Weisheit und ewiges Leben. Im Abendland hingegen gilt sie als falsch, verführerisch, gerissen und hinterhältig.

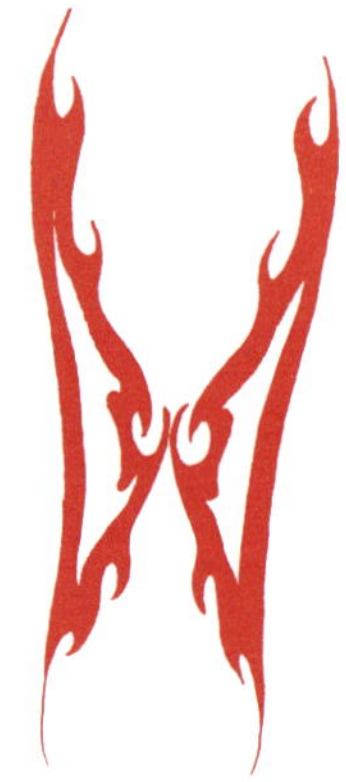

Schmetterling: Der Schmetterling steht für Leichtigkeit, Unbeschwertheit und Glück. Er ist aber auch ein Sinnbild für die Unsterblichkeit der Seele, die den toten Körper verlässt.

Skorpion: Der Skorpion als tödlicher Feind symbolisiert Gefahr und Gnadenlosigkeit. Er steht auch für den Tod.

Solar und Lunar: Die Augen des Horus, des Falken, sind ein altägyptisches Symbol für die höchste Gottheit auf Erden, den Sonnengott. Das Zeichen schützt den Träger vor Unglück und verleiht ihm Kraft und Weisheit.

Sonne: Die Sonne ist das Symbol der Unsterblichkeit und des ewigen Lebens, da sie jeden Morgen wieder aufs Neue aufgeht. Sie ist die Quelle des Lichts, der Wärme und höchste Gebieterin der Einsicht und der Gerechtigkeit.

Sphinx: Die Sphinx ist ein Mischwesen mit dem Leib eines Löwen und einem menschlichen Kopf. Im alten Ägypten symbolisierte sie Königswürde, Wachsamkeit, Weisheit, Tugendhaftigkeit, aber auch Unbeirrbarkeit.

Spinne: In Afrika verkörpert die Spinne Klugheit und Gerissenheit. Sie gilt als

Überlebenskünstlerin, die mit wenig Aufwand Großes leisten kann. In Europa steht die »schwarze Witwe« für Gefährlichkeit und Tod.

Stern und Mond: Sie verkörpern den weiblichen Körper, die Regulierung der Gezeiten, der weiblichen Zyklen und Wachstumsphasen.

Stier: Der Stier ist ein uraltes Fruchtbarkeitssymbol. Im alten Griechenland erschien Zeus, der höchste aller Götter, oft im Körper eines Stiers. Er symbolisiert unbändige Kraft und Macht, aber auch Führerschaft und Mut.

Taube: Die Taube gilt als Symbol des Friedens, der Gerechtigkeit und Vergebung. Als die Taube am Ende der Sintflut Noah einen Olivenzweig brachte, kündigte sie den Frieden zwischen Gott und den Menschen an und gilt seither als Sendbotin Gottes.

Totenschädel: Der Totenschädel symbolisiert Tod und Verfall und die Vergänglichkeit alles Irdischen.

Wildschwein: Das Wildschwein gilt als Sinnbild der Stärke und Furchtlosigkeit.

Yin und Yang: Das chinesische Zeichen Yin und Yang ist ein Sinnbild für die Verschmelzung der Gegensätze, für den harmonischen Gleichklang.

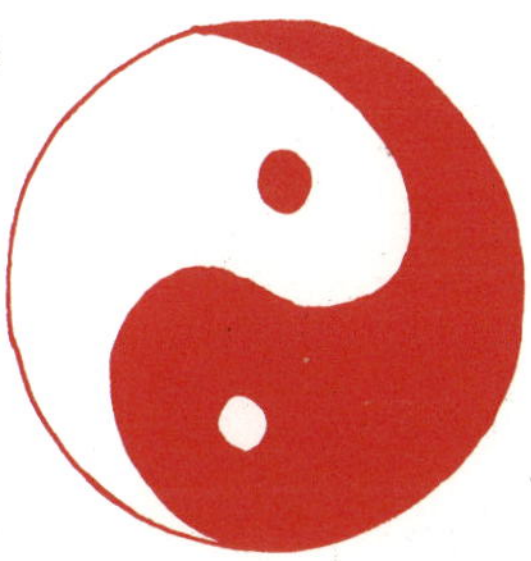

Die Bedeutung der Zahlen

- Eins: Symbol der unteilbaren Einheit. In ihrer Absolutheit ist sie ein Bild Gottes.
- Zwei: Symbol für Dualität. Zugleich ein Hinweis auf die Zusammengehörigkeit von Körper und Seele/Geist, Yin und Yang.
- Drei: Heilige Zahl der göttlichen Dreieinigkeit.
- Vier: Zahl der irdischen Welt. Sie findet sich in den vier Jahreszeiten, den vier Temperamenten des Menschen wieder.
- Fünf: Nach Pythagoras die vollkommene Zahl des Mikrokosmos. Der Mensch verfügt über fünf Sinne und hat fünf Extremitäten.
- Sechs: Nach dem Schöpfungsmythos wurde in sechs Tagen die Welt erschaffen, der sechszackige Stern ist ein jüdisches, christliches und muslimisches Symbol.
- Sieben: Die Zahl Sieben vereinigt die heilige Zahl Drei, die göttliche Dreieinigkeit, mit der Zahl Vier, die die Welt verkörpert.
- Acht: Acht ist die Zahl der Wiedergeburt. Die liegende Acht ist das Zeichen für Unendlichkeit.
- Neun: Die Zahl Neun steht als dreifache Drei in engem Bezug zur Dreieinigkeit.
- Zehn: Die lateinische Zehn stellt das Andreaskreuz dar. Sie gilt als vollkommene Zahl.

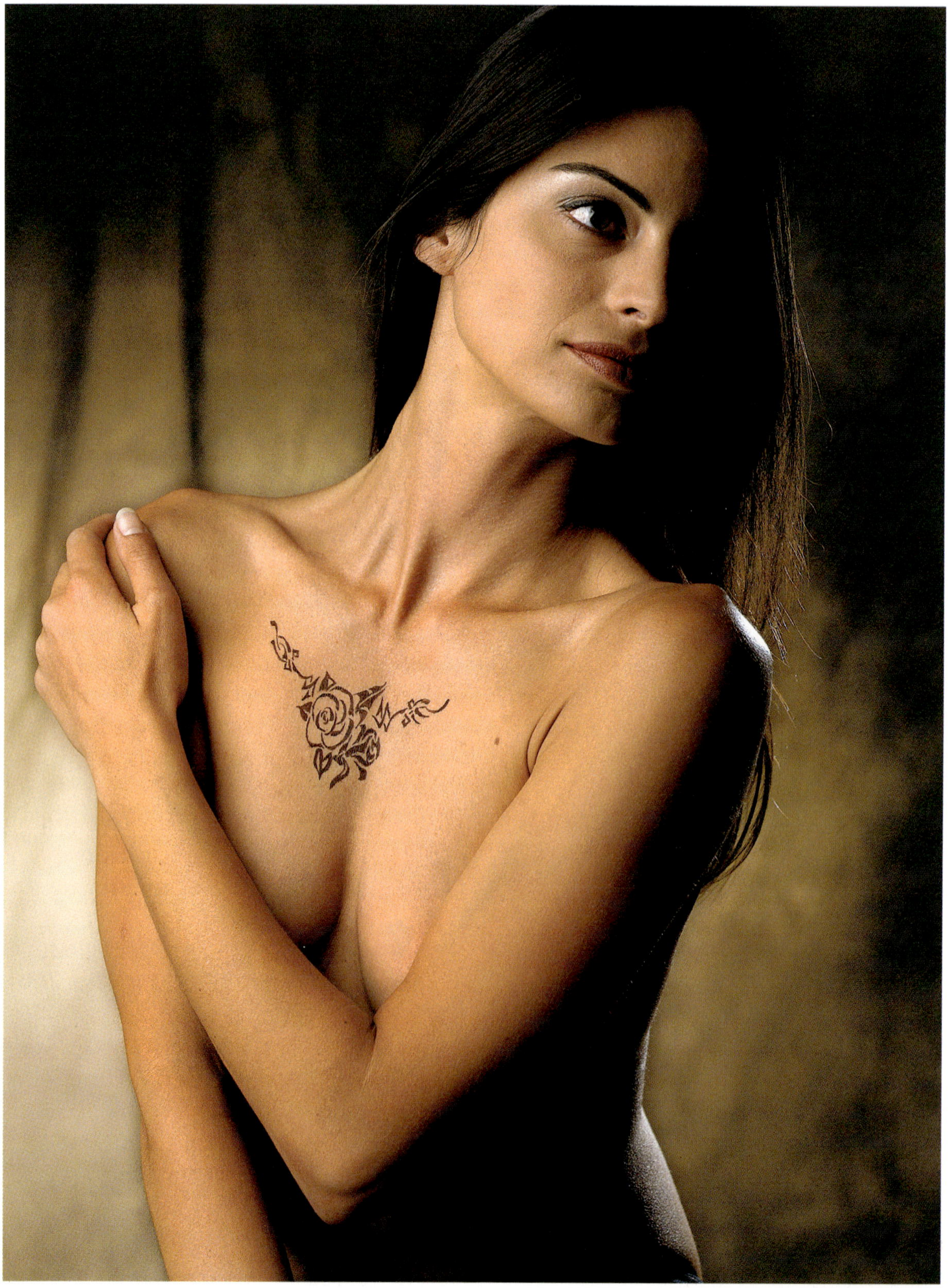

Florale Muster wirken zart und anmutig.

Der Bildteil – 140 top-aktuelle Muster

Die Auswahl an Motiven für Henna-Tattoos ist groß – sie reicht von kunstvollen Ornamenten über Tiersymbole bis hin zu stilisierten Sternzeichen. Sehr beliebt sind auch geometrische Muster und Kombinationen von traditionellen Motiven mit jungen und modernen Formen. Wir haben für Sie die schönsten und aktuellsten zusammengestellt.

Pausen Sie das Motiv Ihrer Wahl einfach ab und übertragen Sie es dann auf die Haut (siehe »So kommen die Tattoos auf die Haut« auf Seite 25ff.). Mit ein wenig Übung können Sie Ihr Lieblingsmuster aber auch freihändig auf die Haut zeichnen. Üben Sie vorher ein bisschen und zeichnen Sie die Konturen mit einem wasserlöslichen, dünnen Filzstift vor, bevor Sie die Henna-Paste mit der Tube, der Spritztüte oder dem Spritzfläschchen auftragen.

Das Mal-Set

Im Mal-Set, das dieses Buch begleitet, finden Sie alles, was Sie für das Auftragen der Henna-Tattoos benötigen: eine Tube mit Henna-Paste, eine selbstklebende Schablone, einige Bogen Transparentpapier (zum Abpausen der Vorlagen) und ausgestanzte Schablonen mit einer Auswahl von Motiven, drei Plastikspitzen zum Auftragen der Paste – eine feine, eine mittlere und eine breite. Mit der feinen Spitze zeichnen Sie die Konturen des Motivs, Flächen füllen Sie mit der breiten Spitze aus. Ranken und Ornamente gelingen am besten mit der mittleren Spitze.

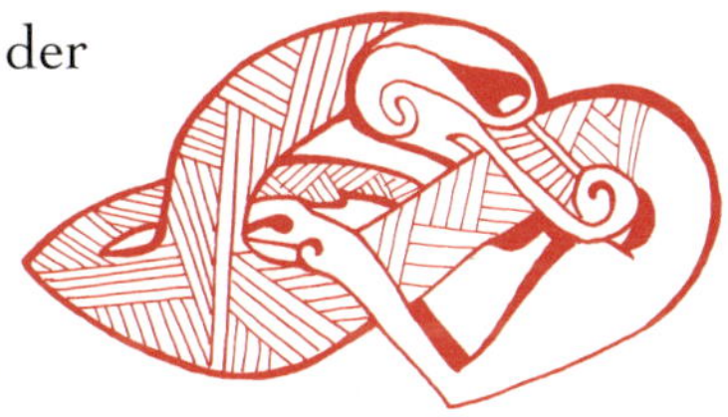

Benutzen Sie die selbstklebende Schablone so wie auf Seite 26 beschrieben. Achten Sie dabei darauf, dass Sie nicht zu viel Henna-Paste auftragen und dass die Paste nicht unter die Schablone gerät. Tragen Sie die Paste so auf, dass Sie die farbige Schablone ganz sehen können, die ausgestanzten Löcher aber alle mit Henna-Paste gefüllt sind.

Bei der Überlegung, an welcher Stelle Sie Ihr erstes Tattoo plazieren wollen, sollten Sie sich für eine Körperpartie entscheiden, an der Sie arbeiten können, ohne eine unbequeme oder anstrengende Position einnehmen zu müssen.

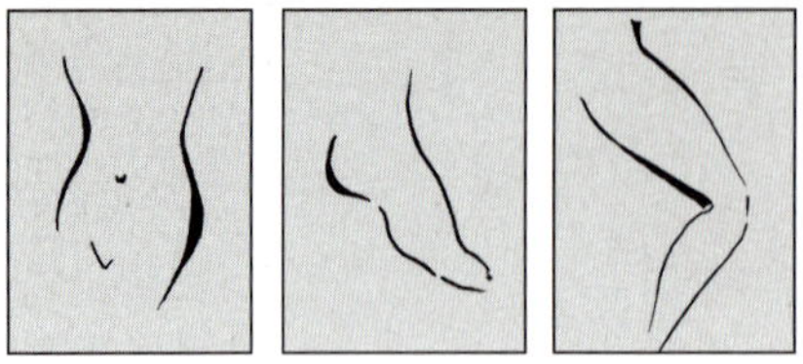

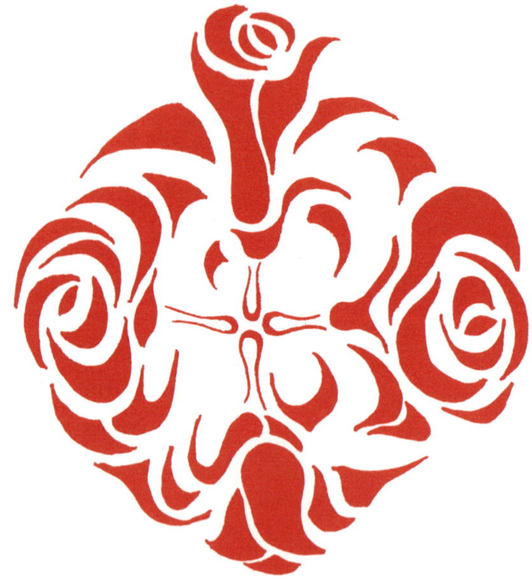

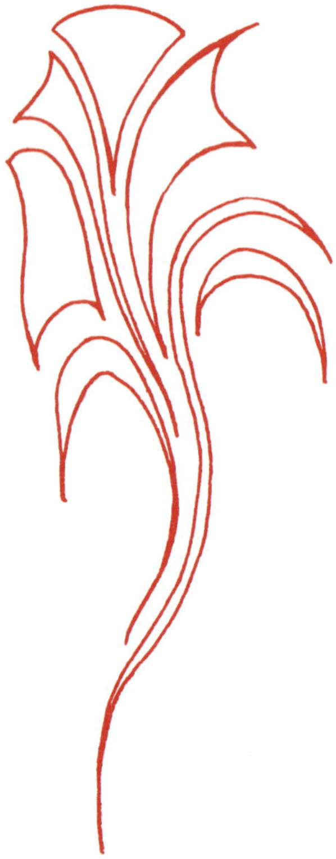

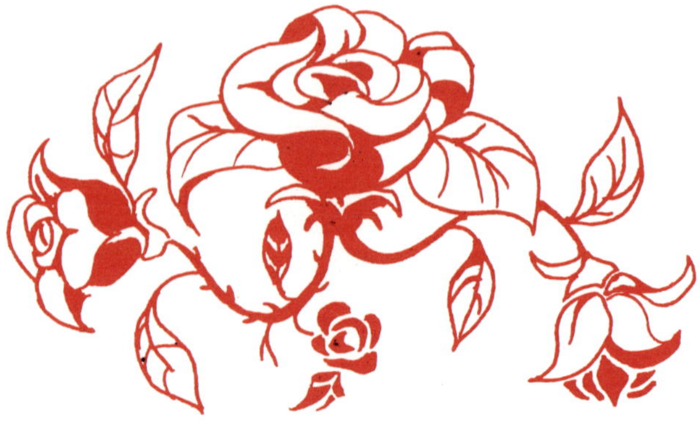

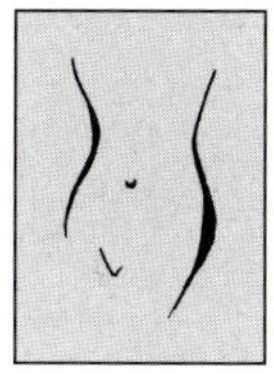

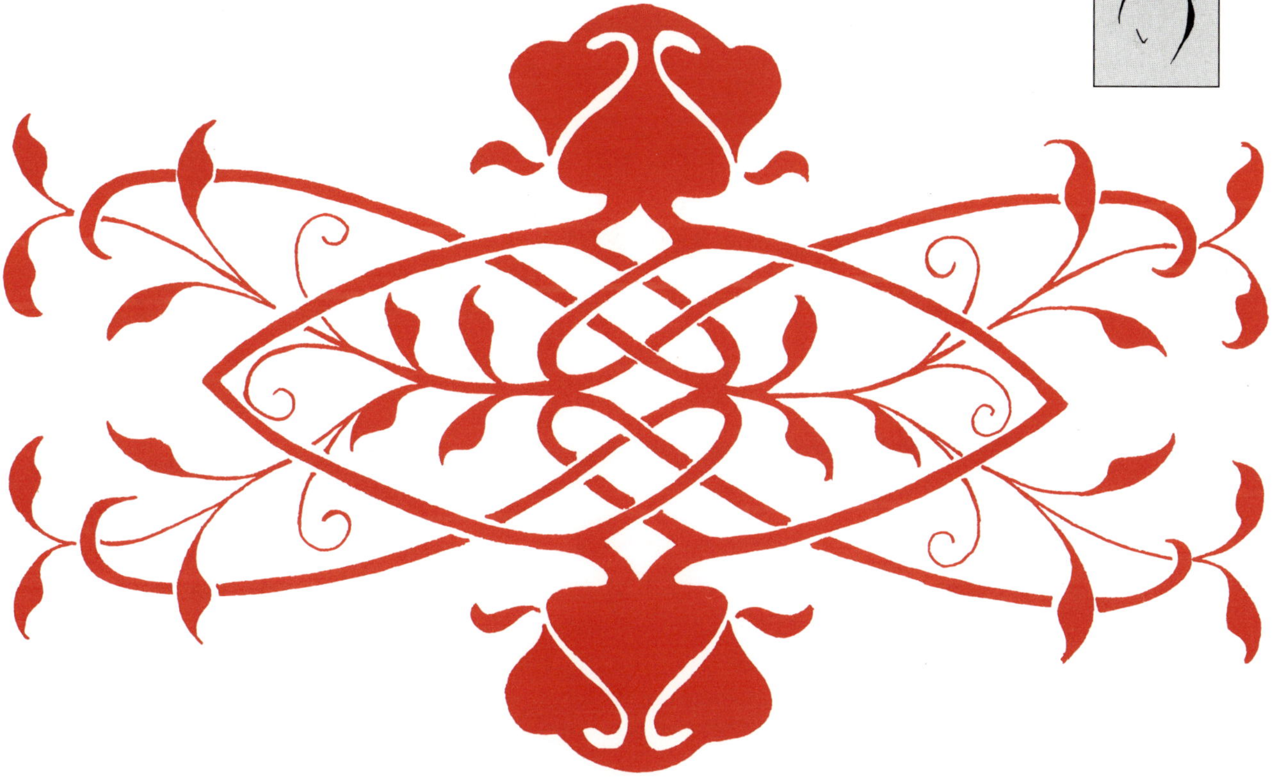

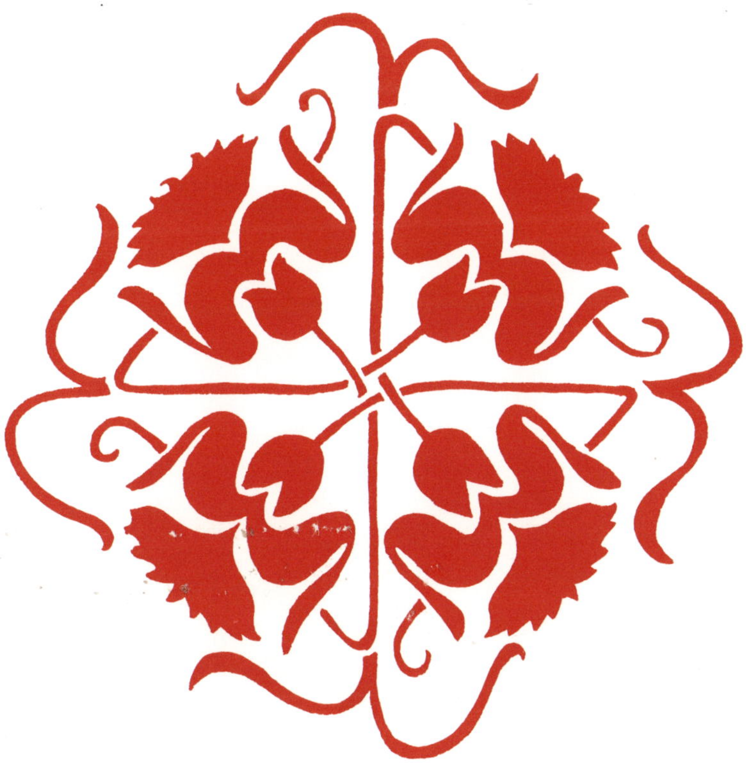

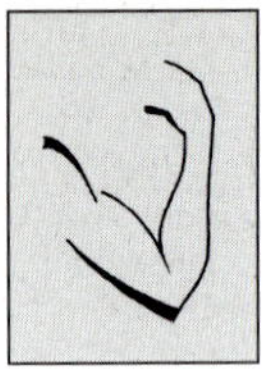

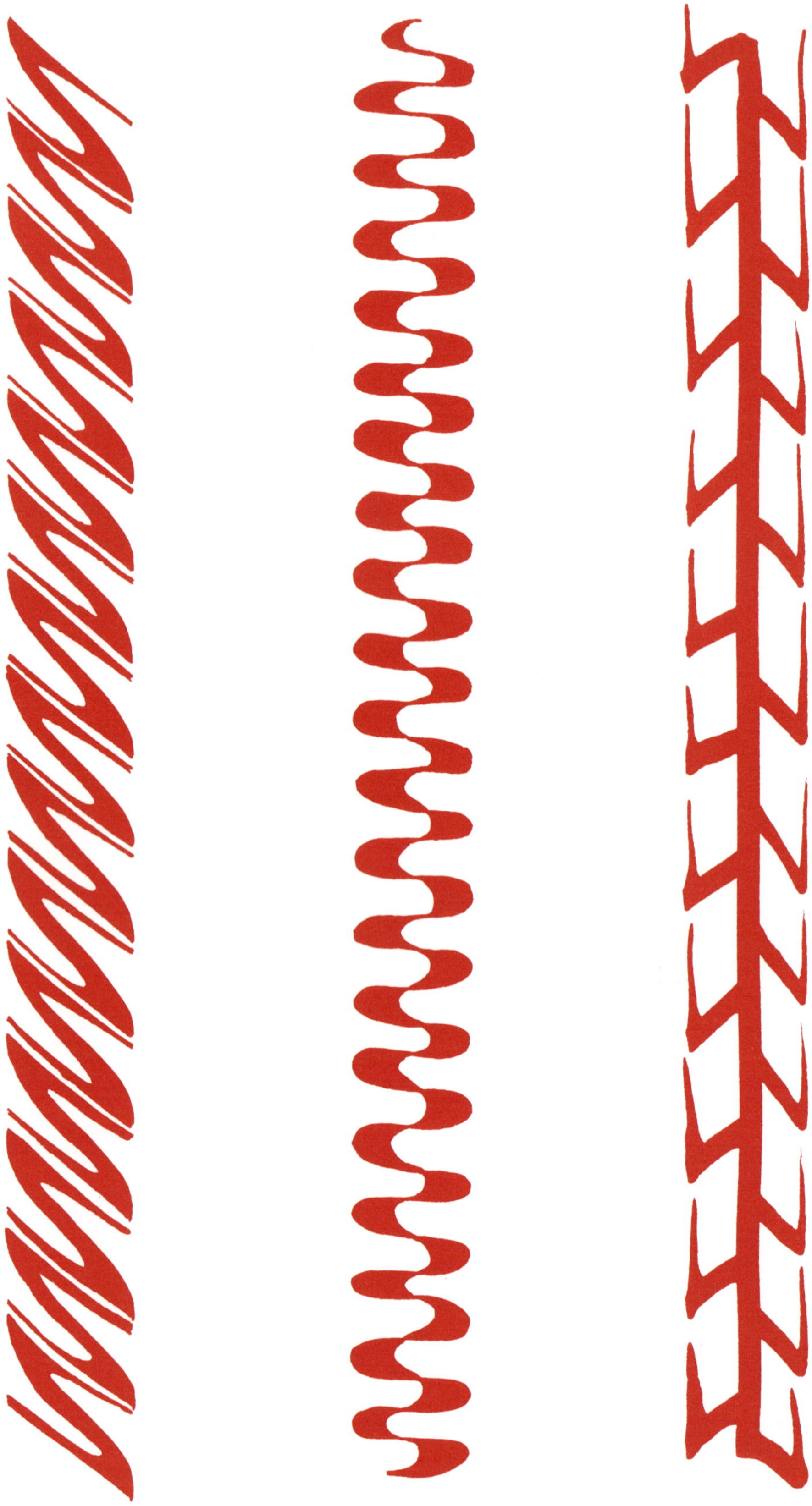

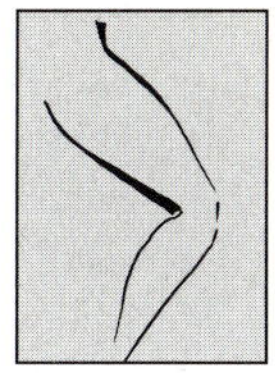

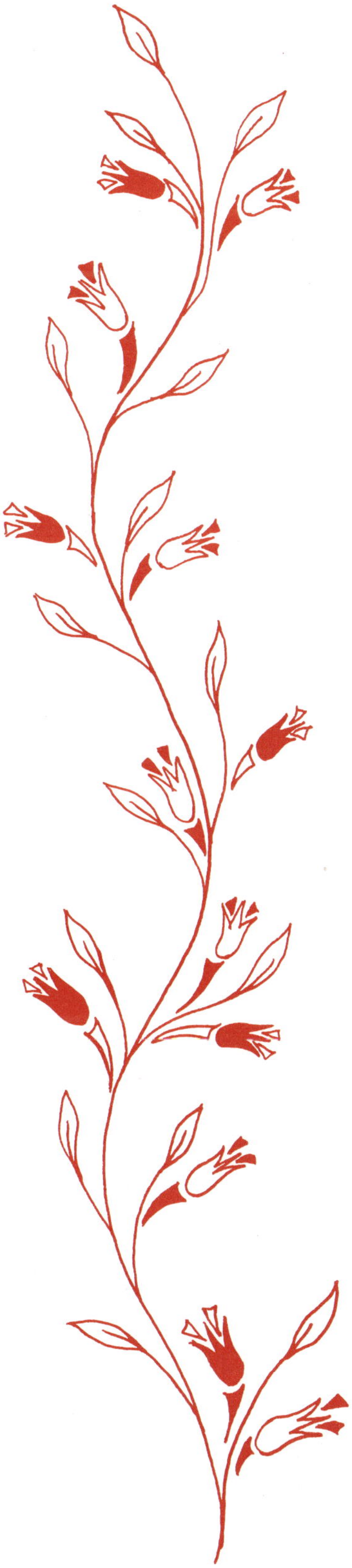

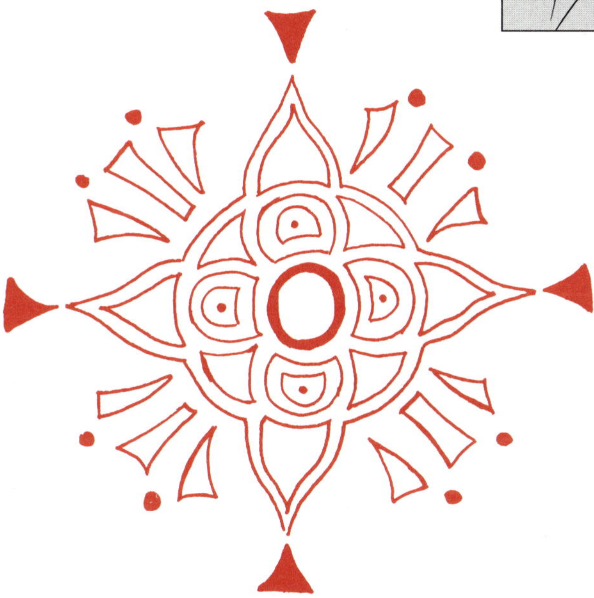

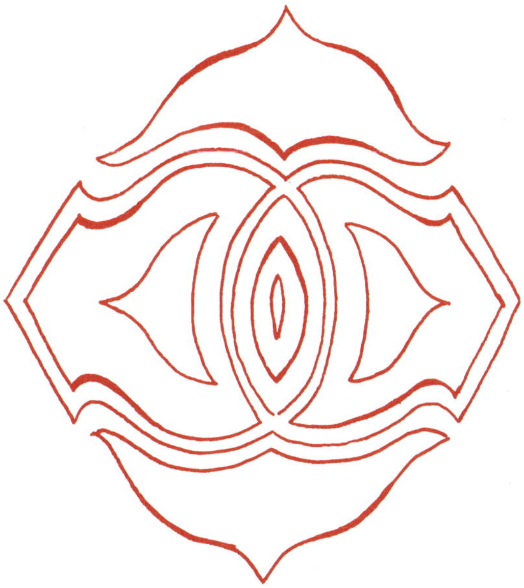

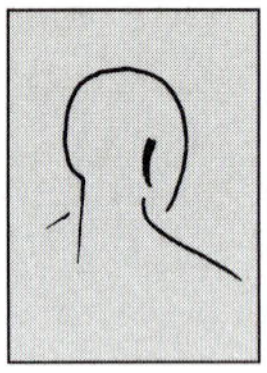

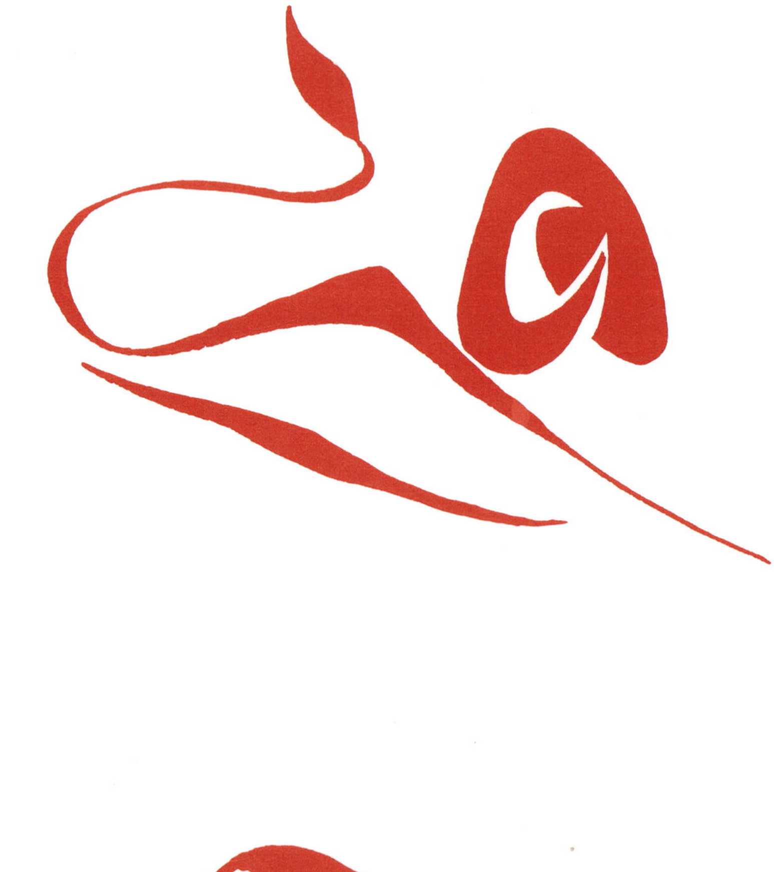

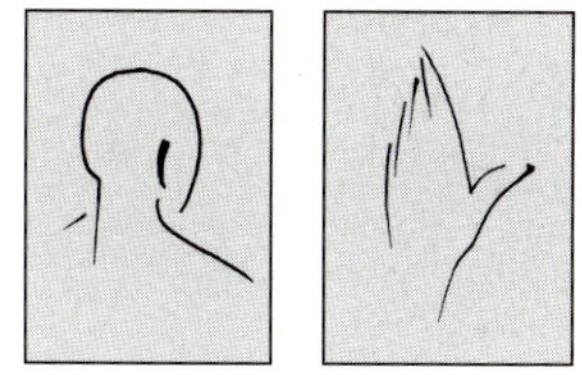

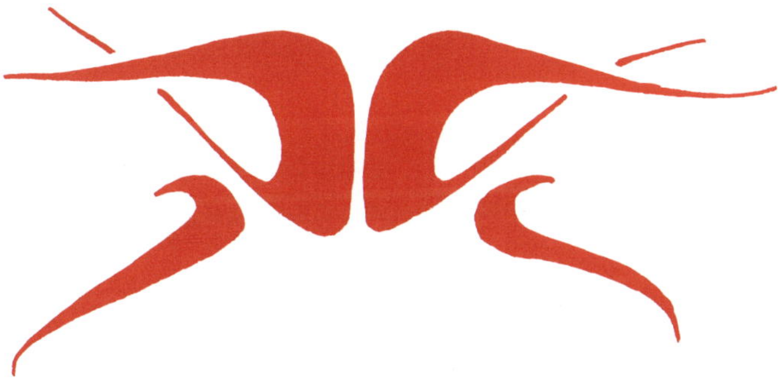

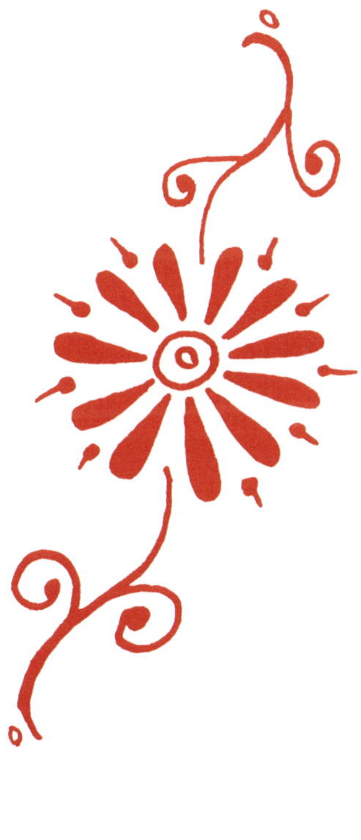

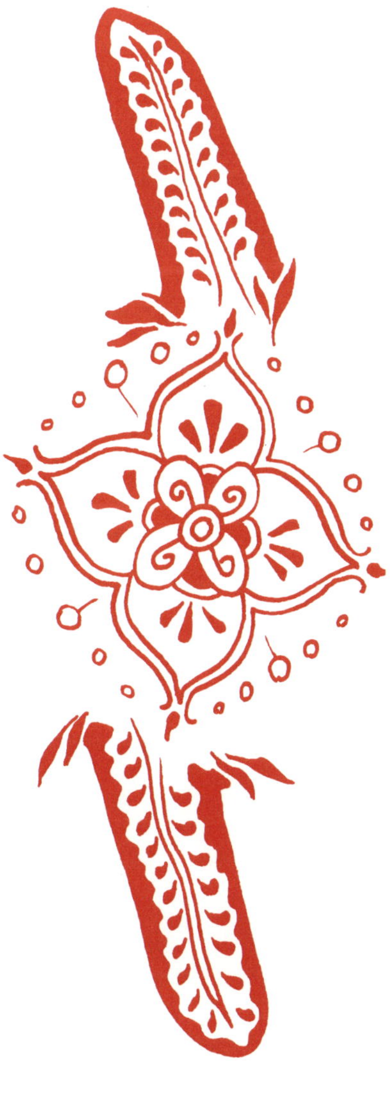

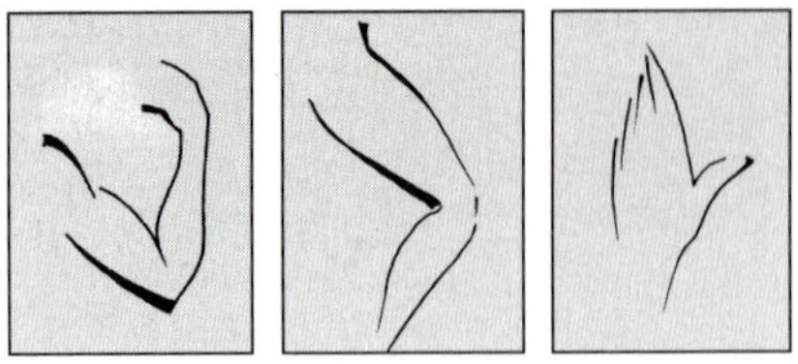

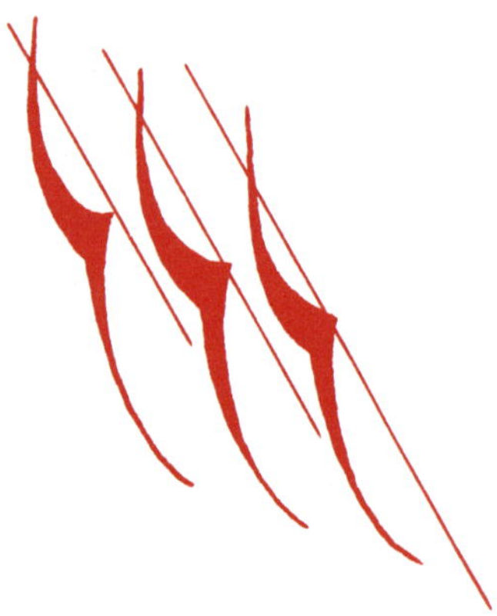

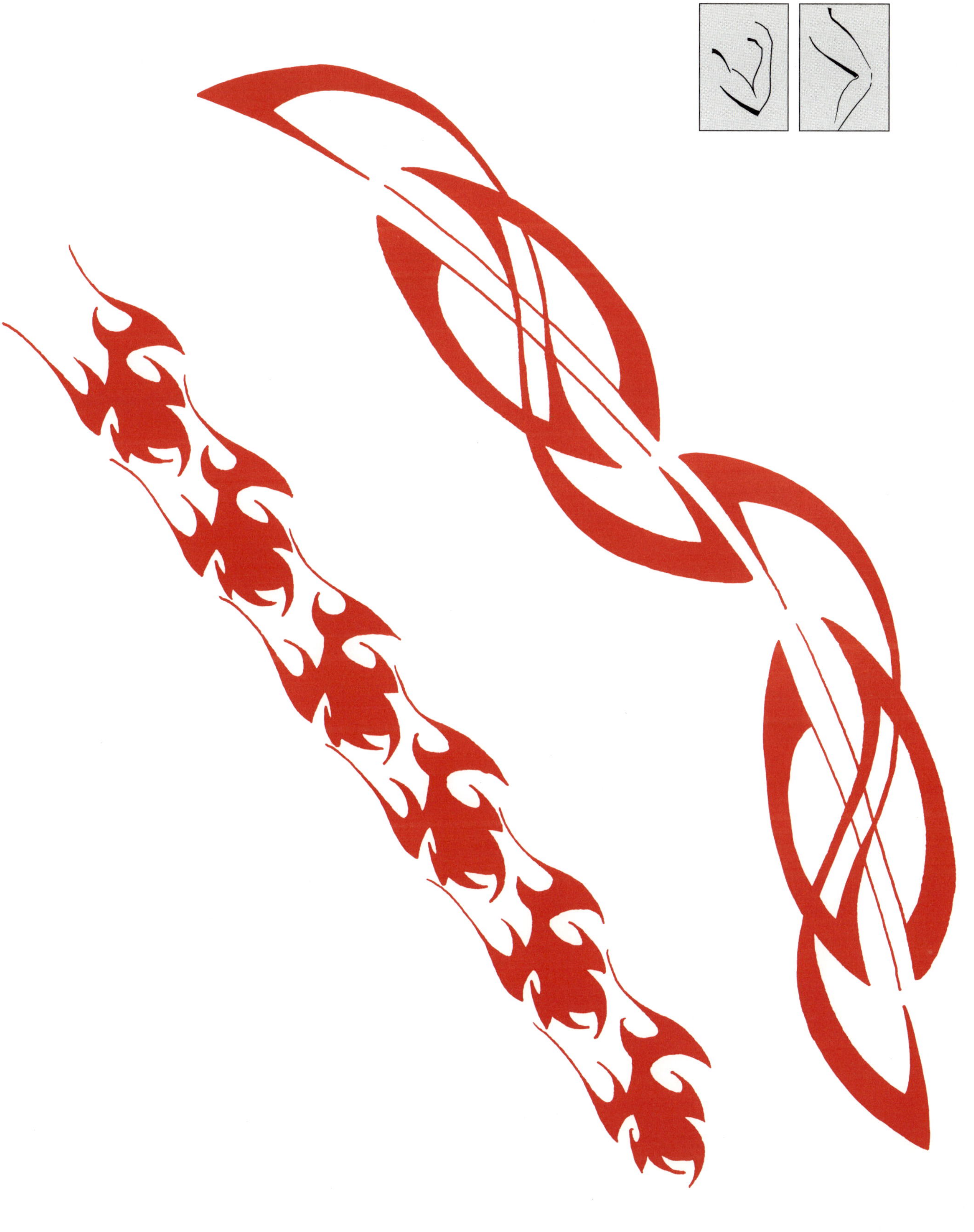

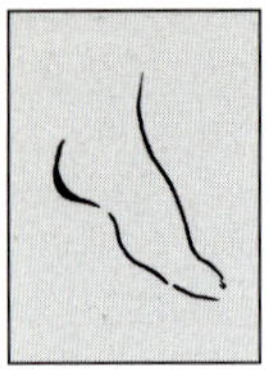

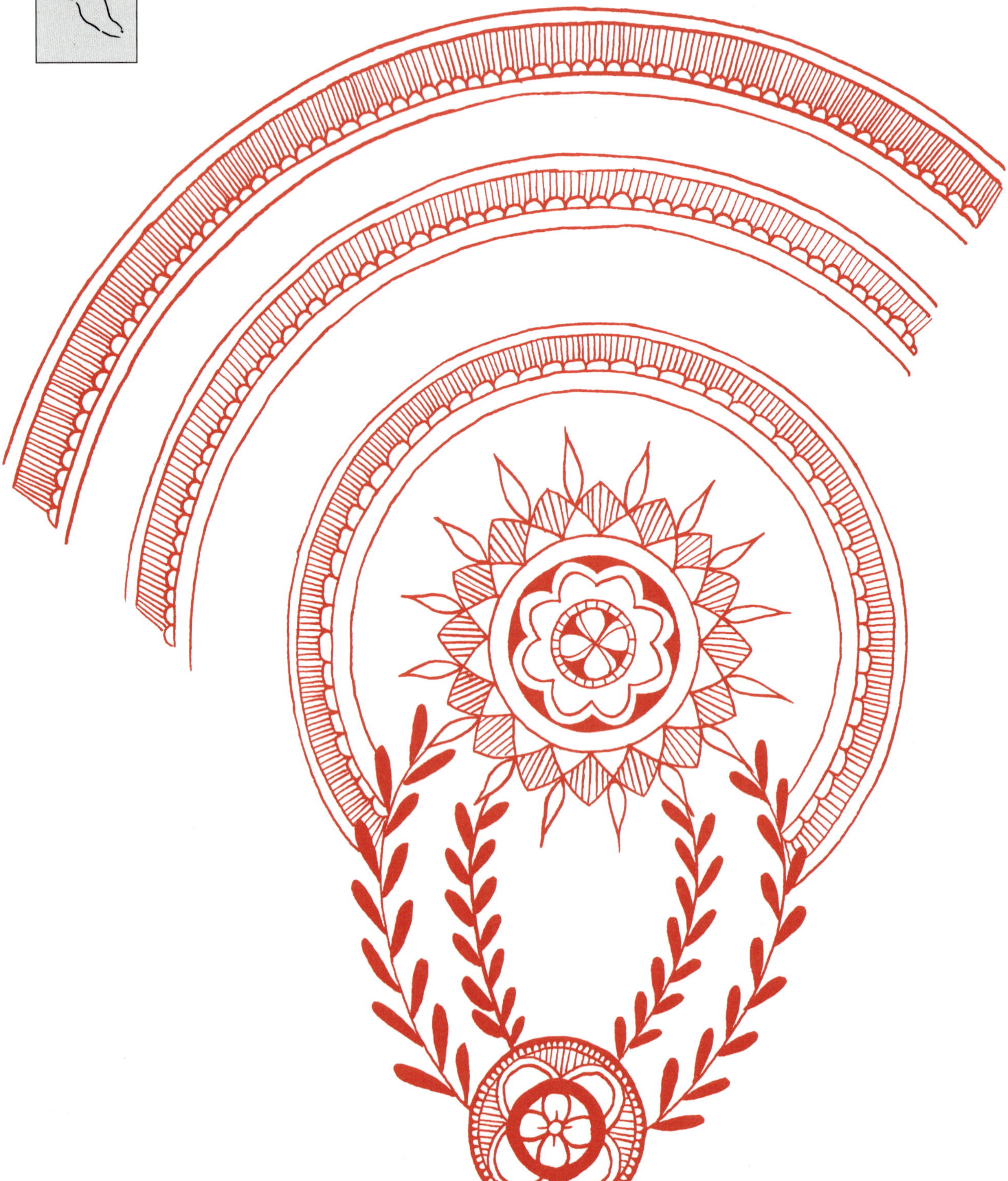

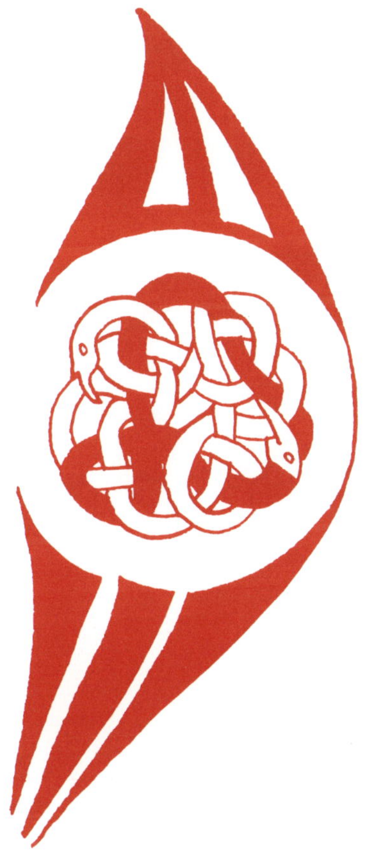

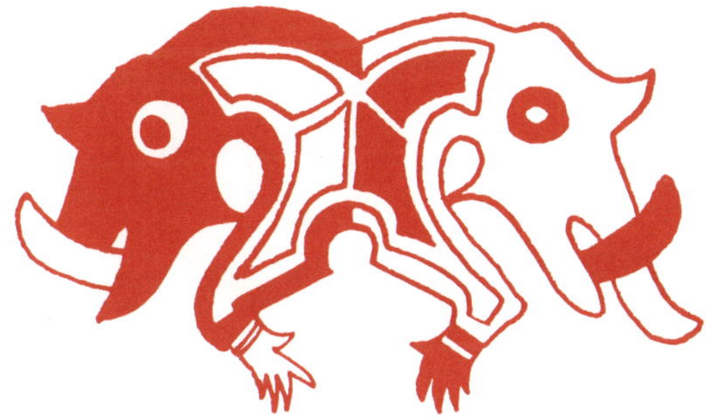

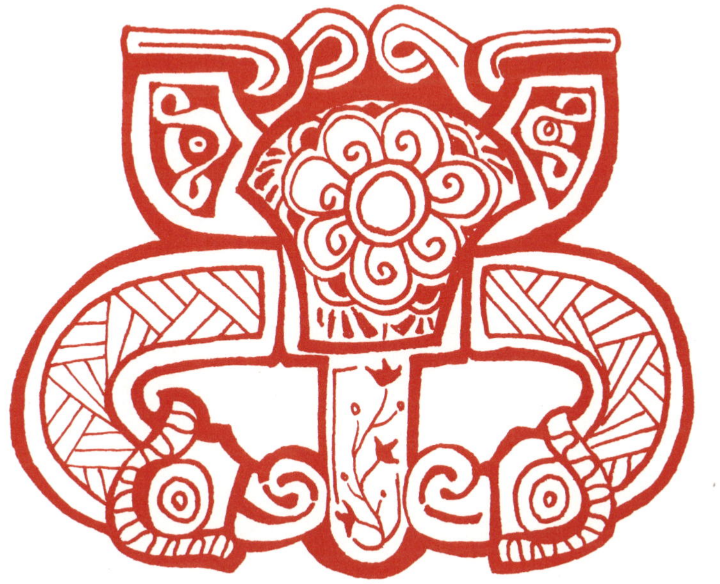

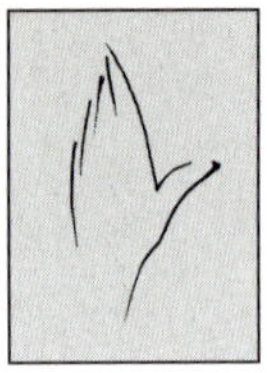

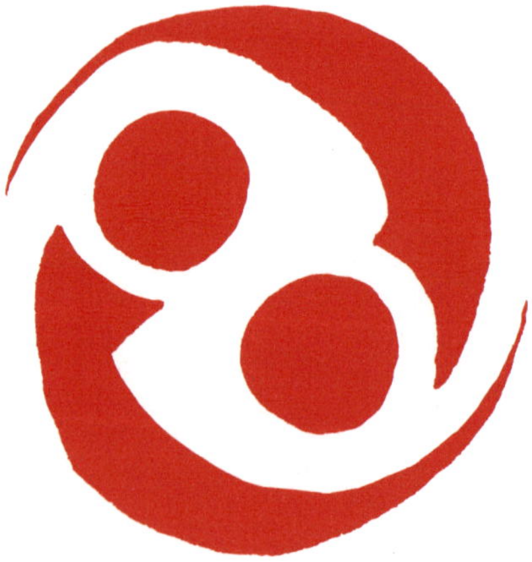

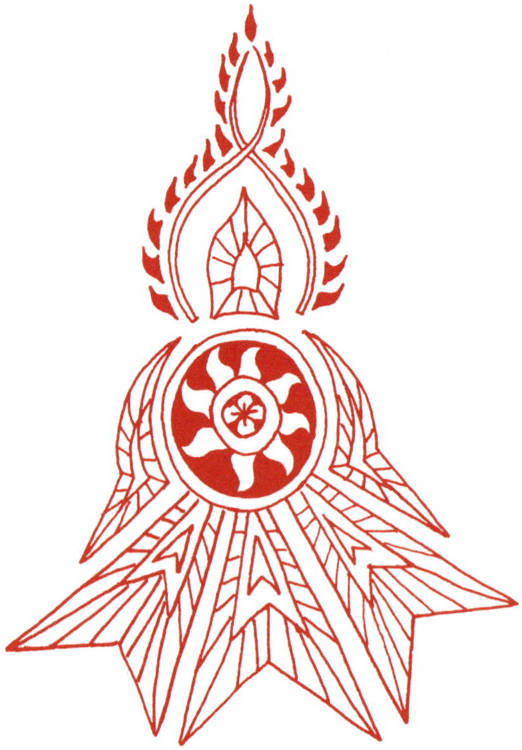

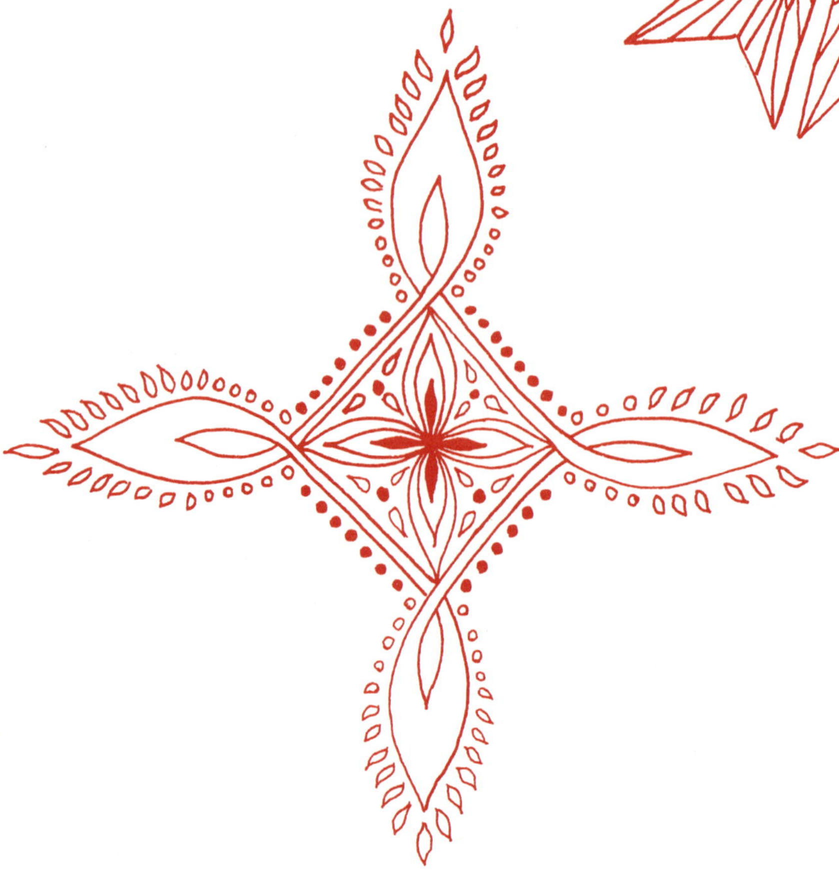

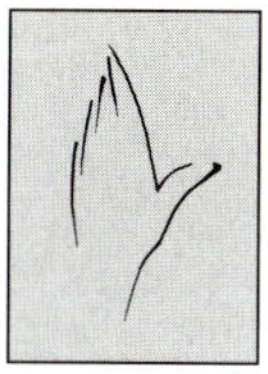

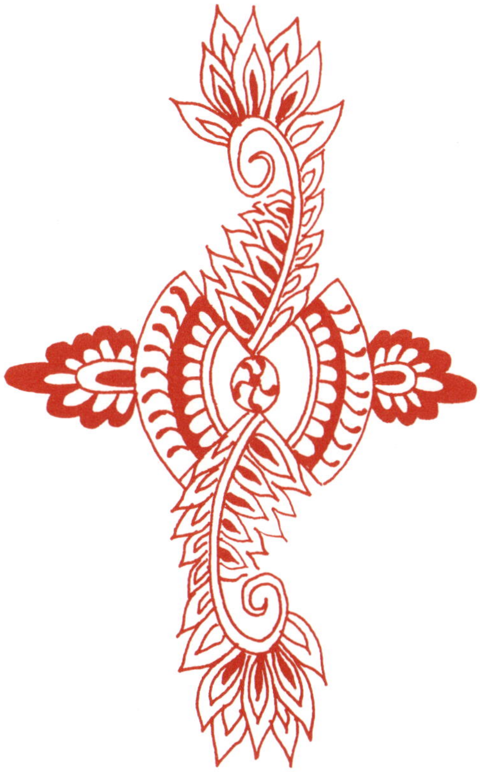

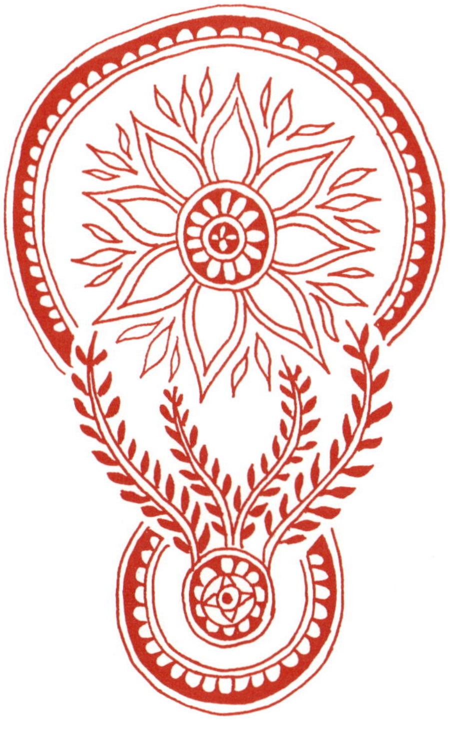

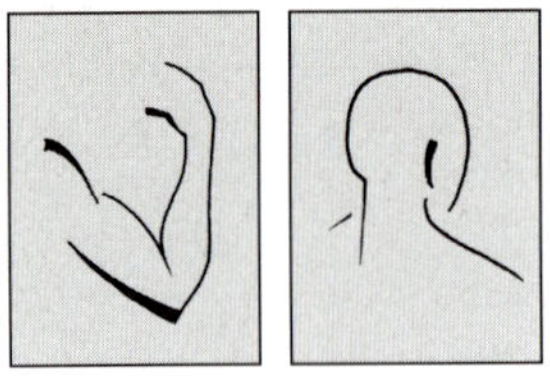
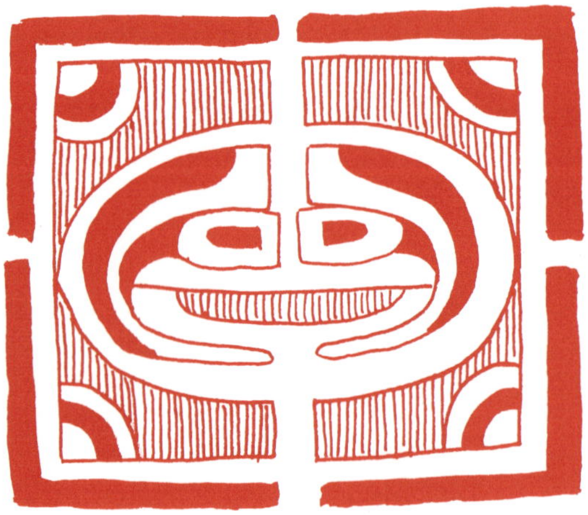
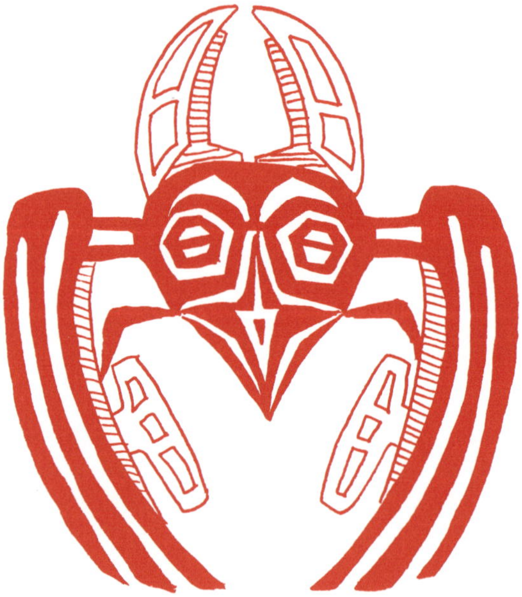
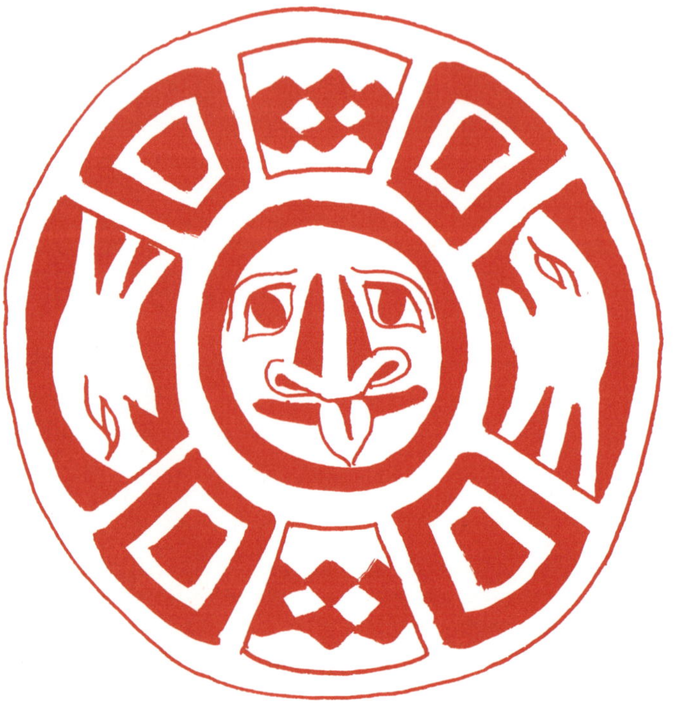

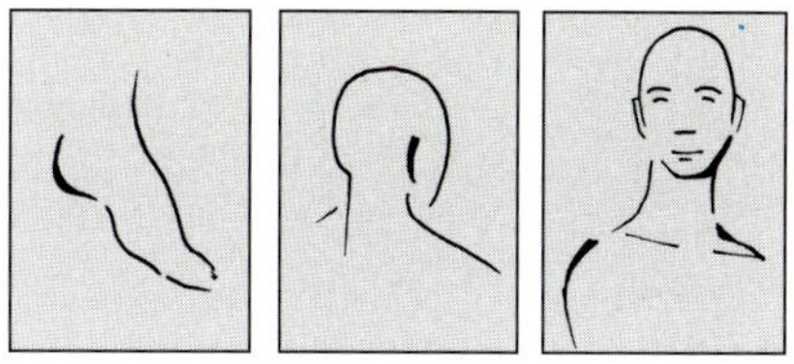

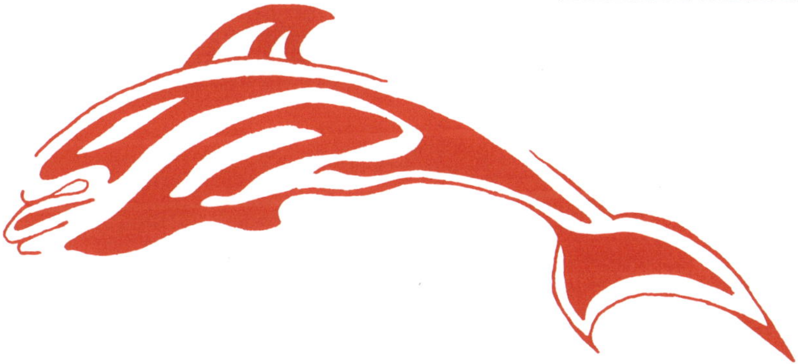

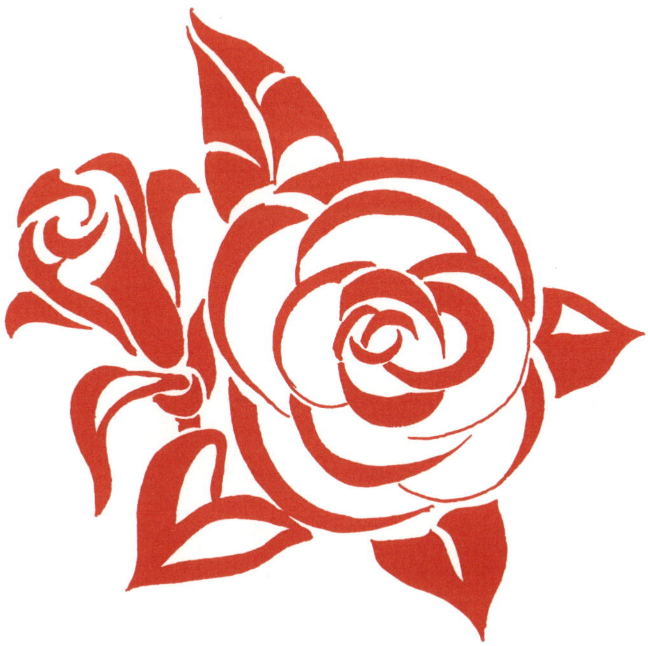

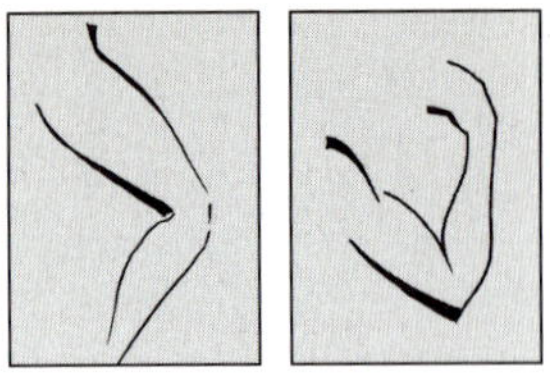

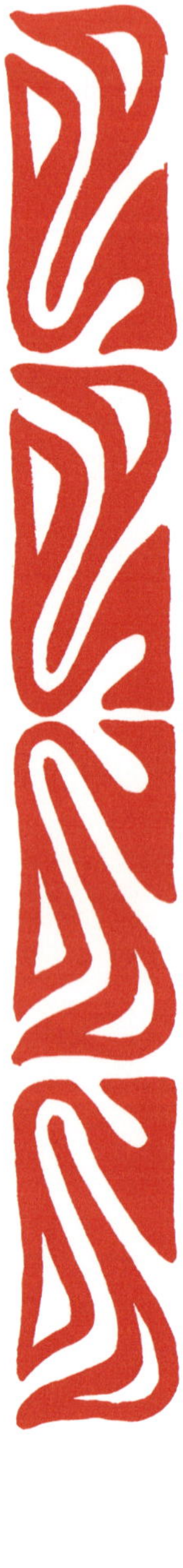

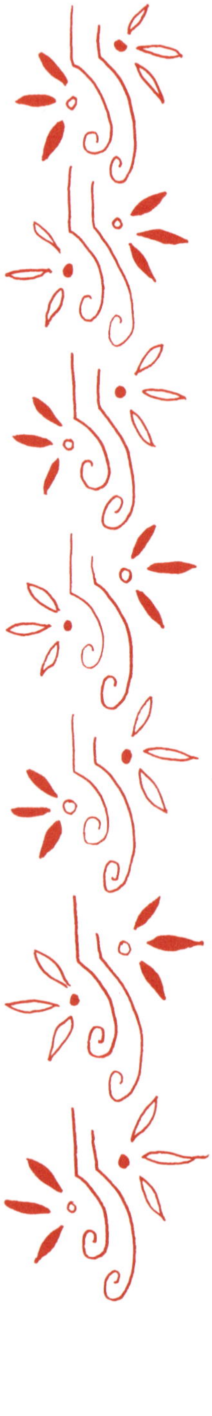

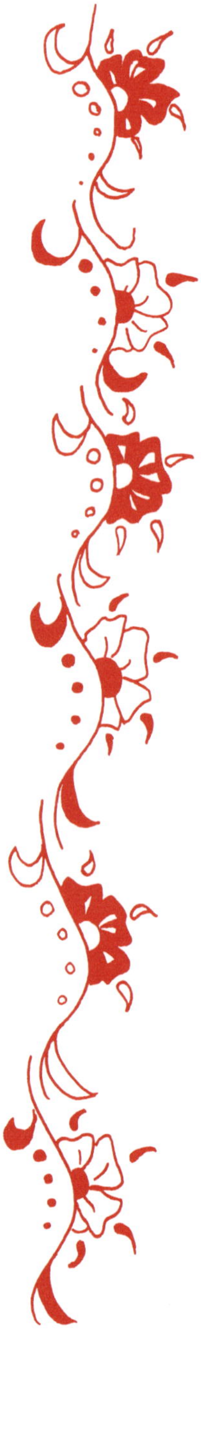

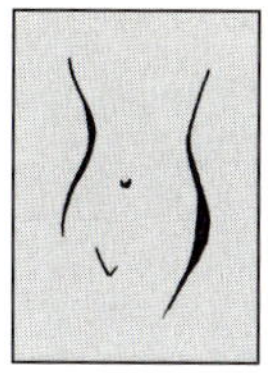
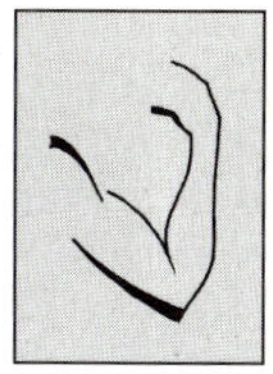

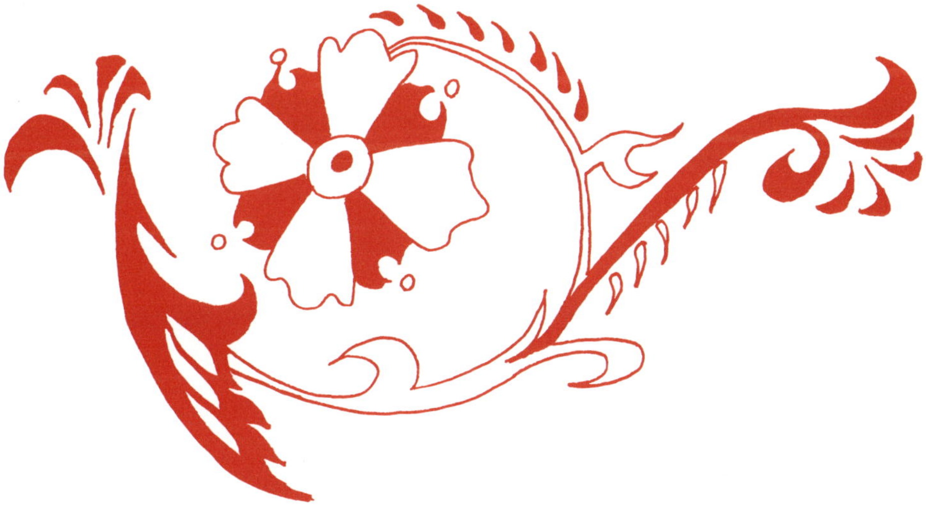

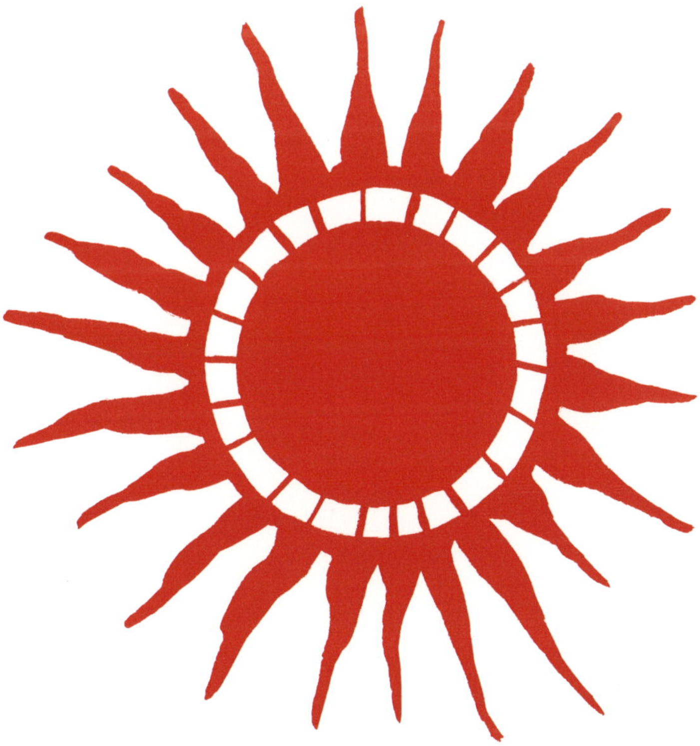

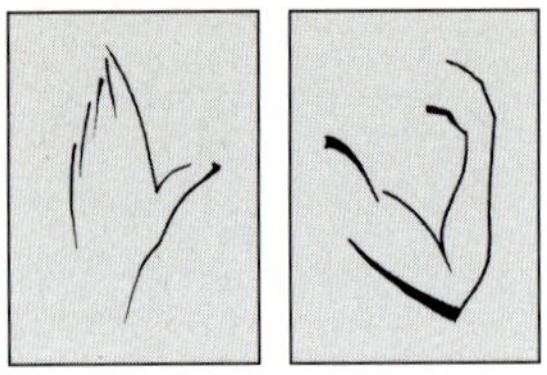

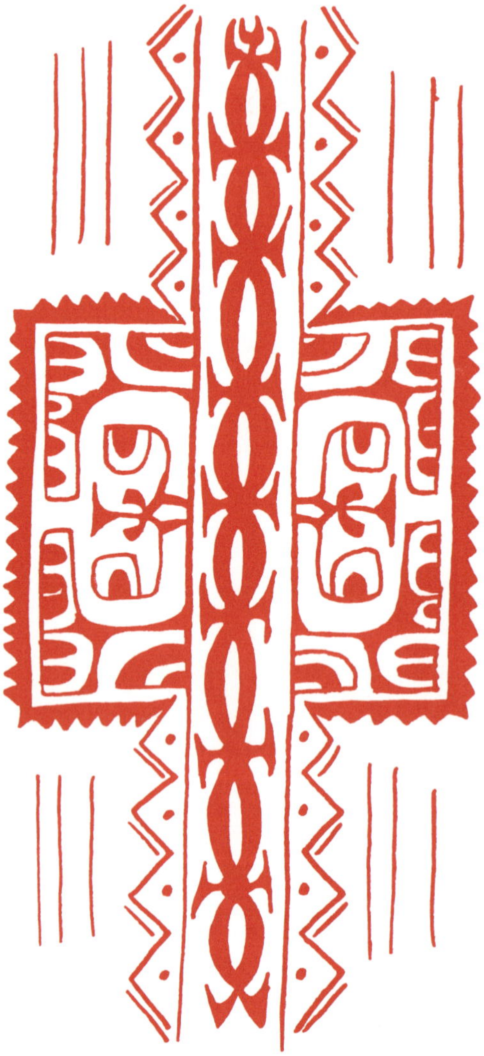

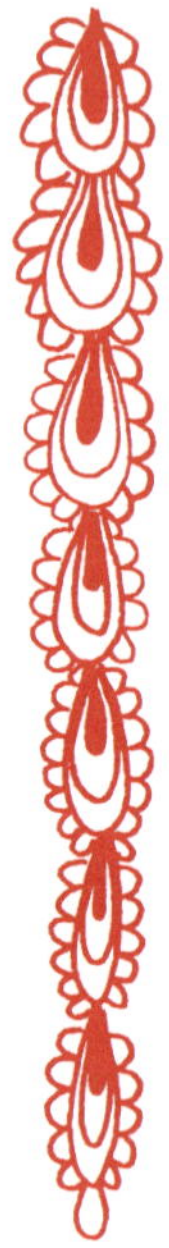

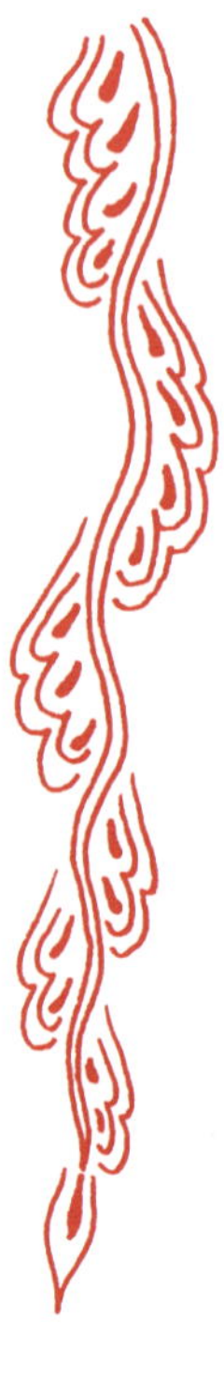

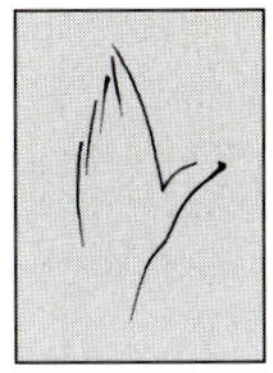

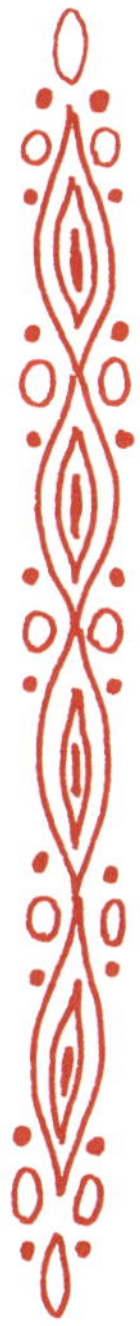

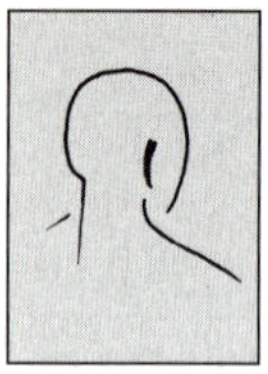

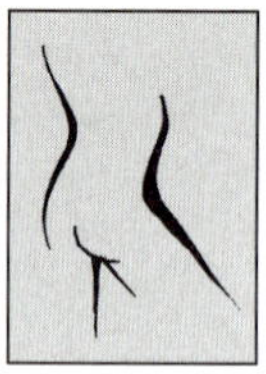

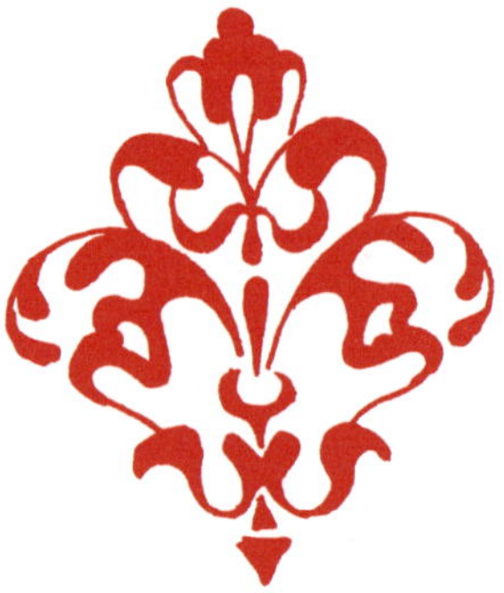

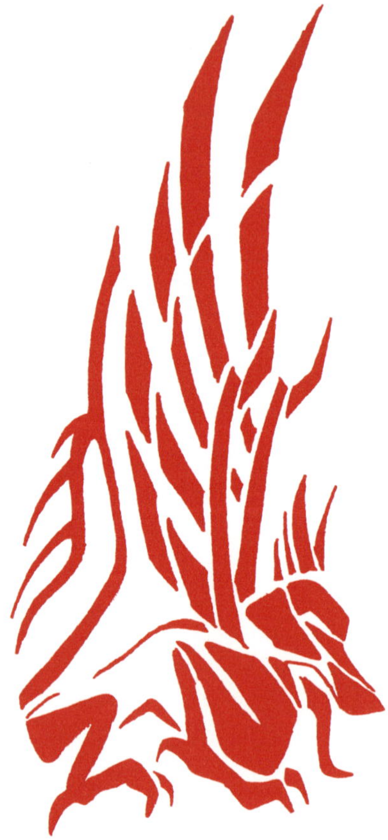

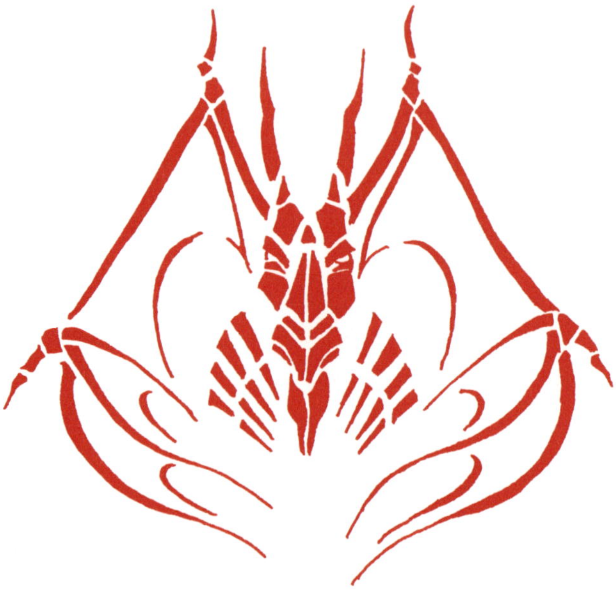

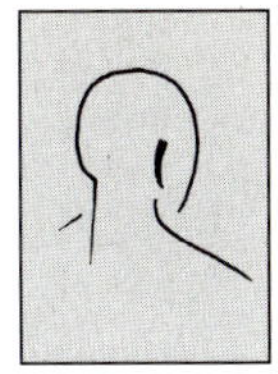

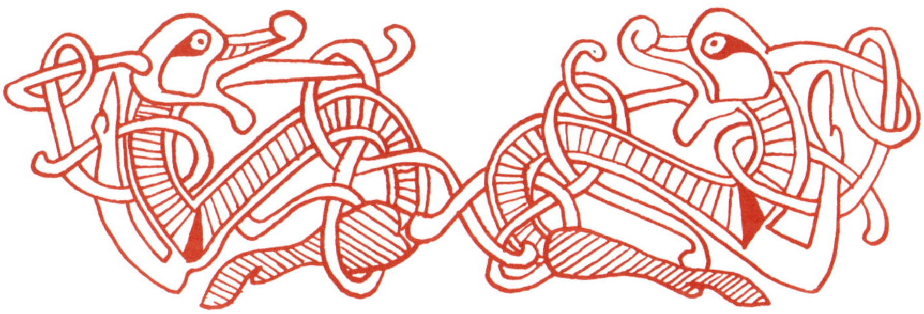

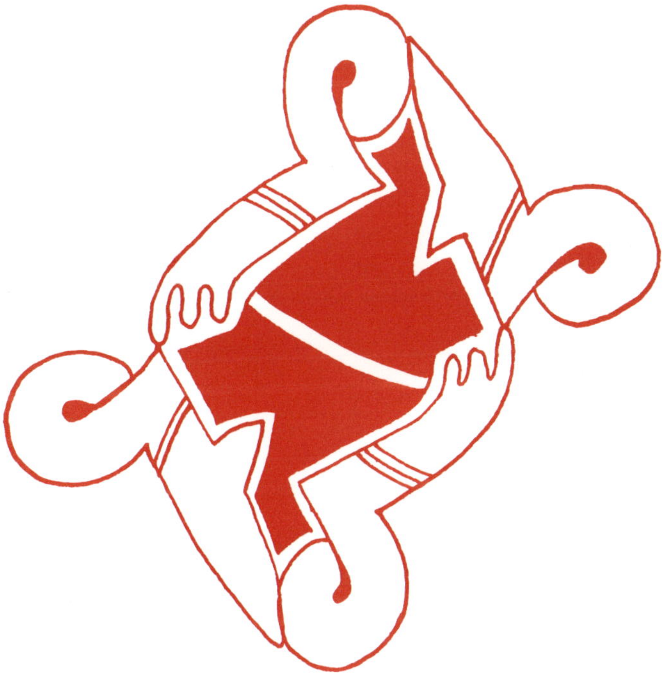

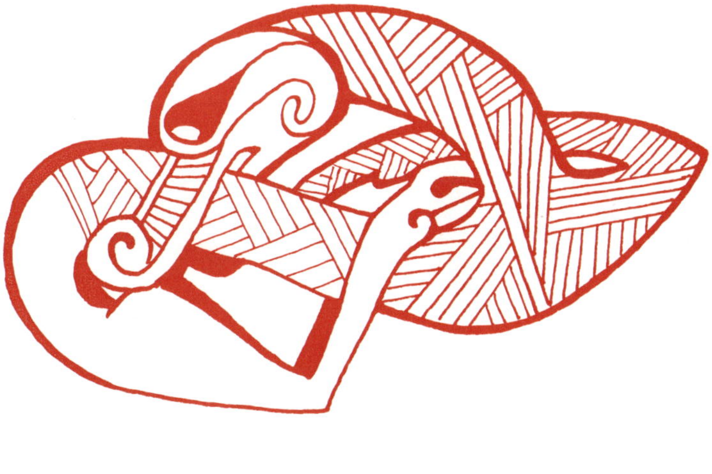

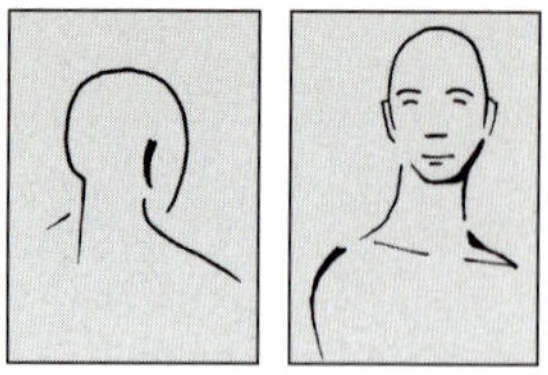

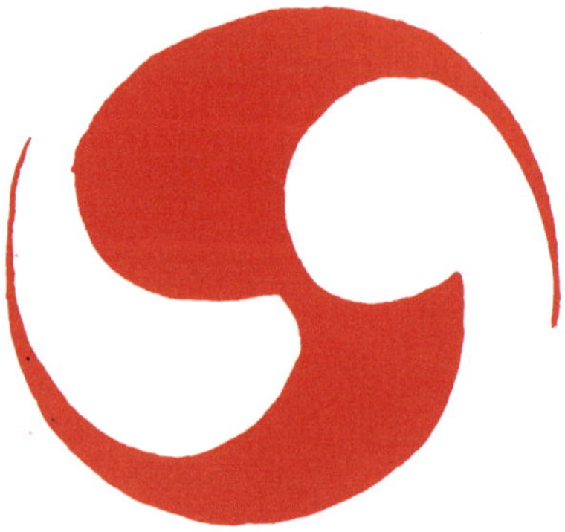

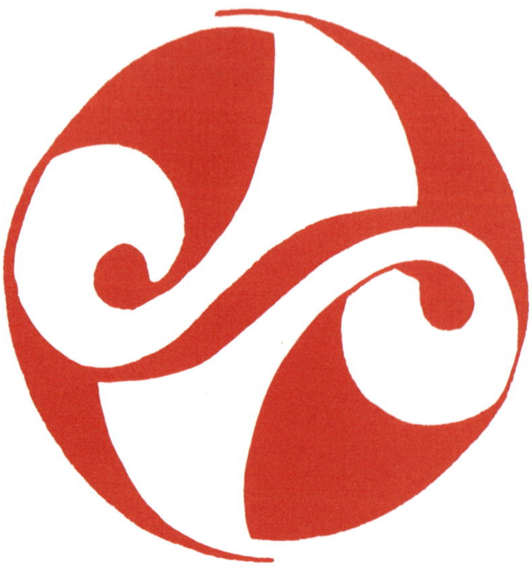

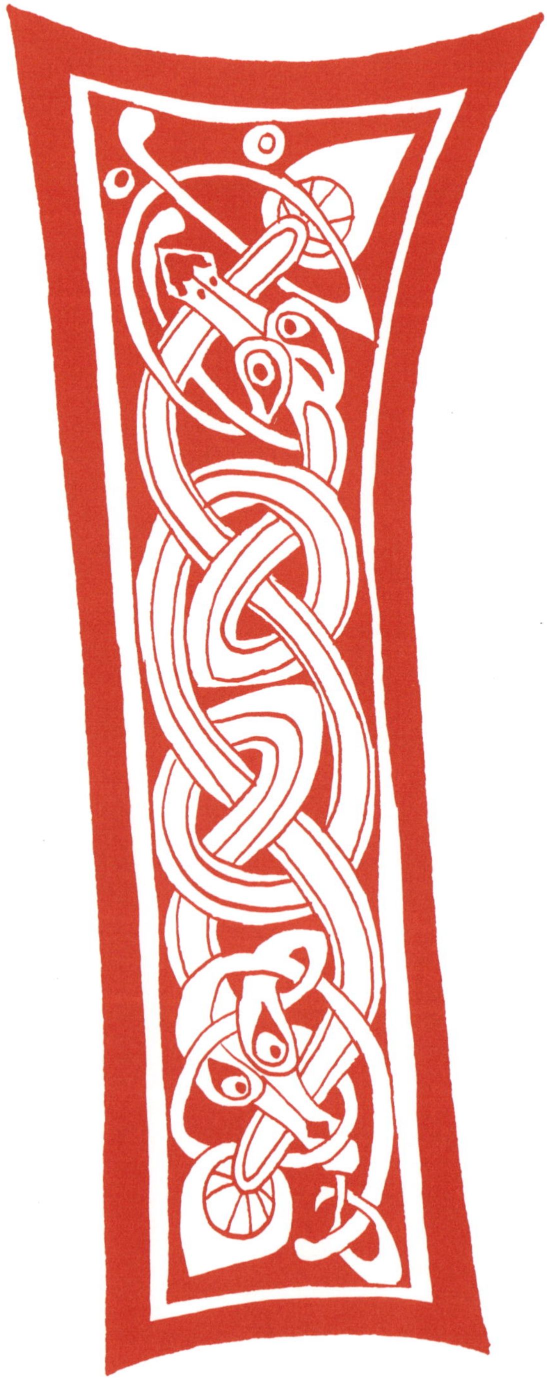

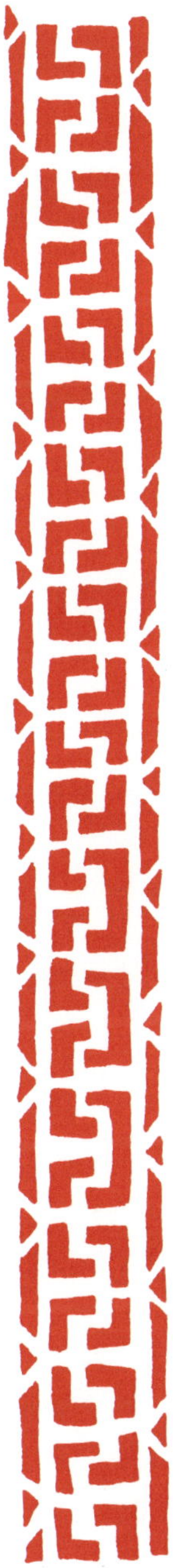

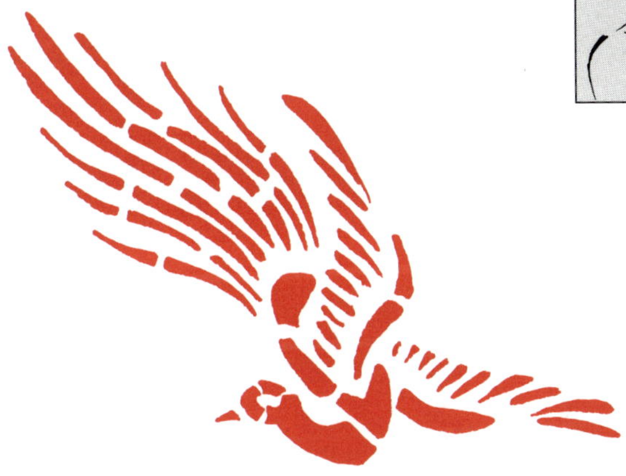

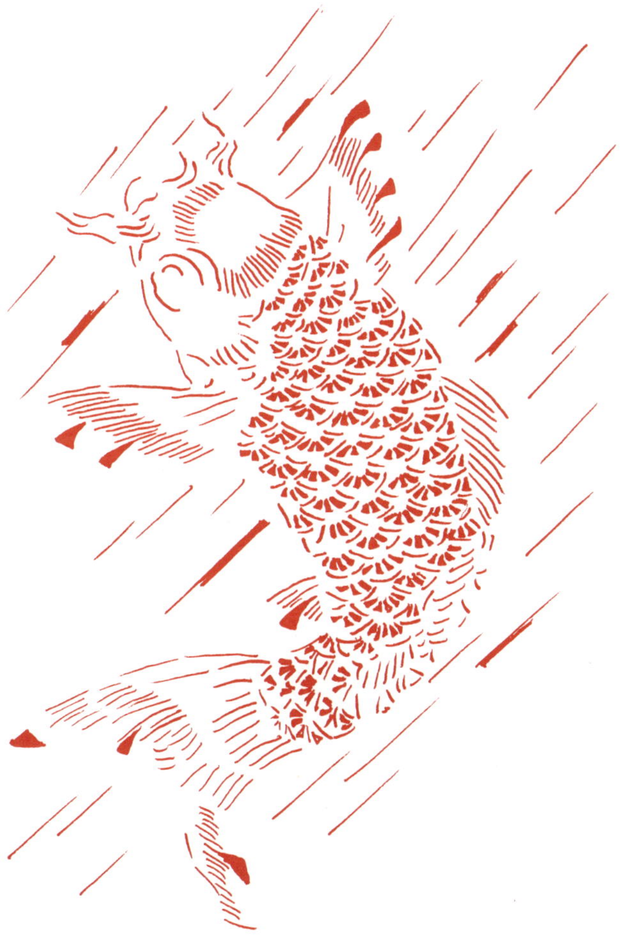

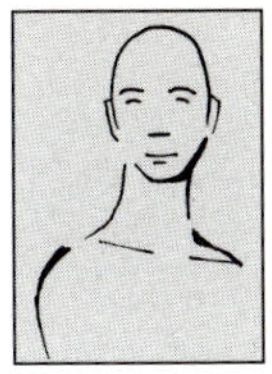

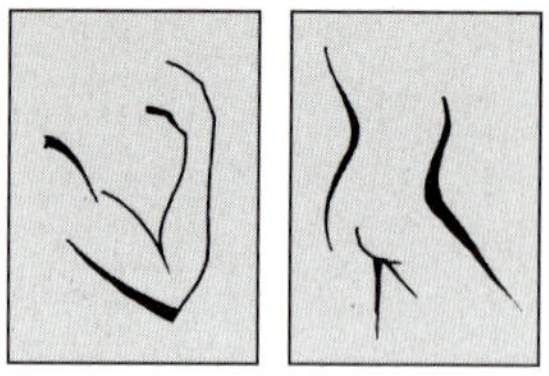

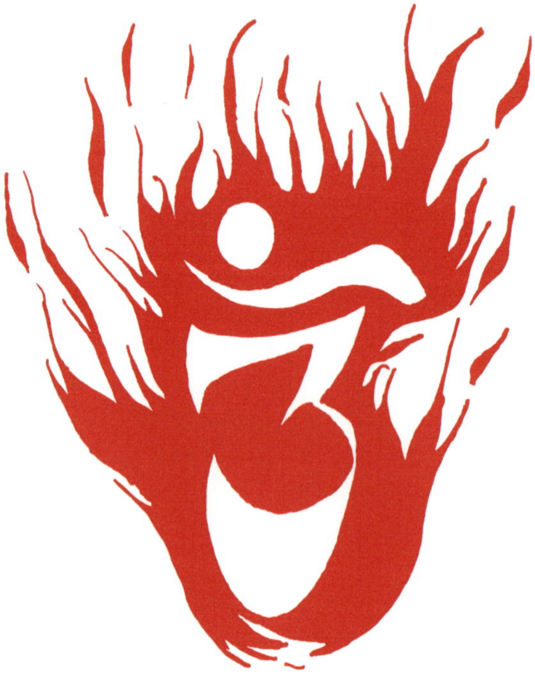

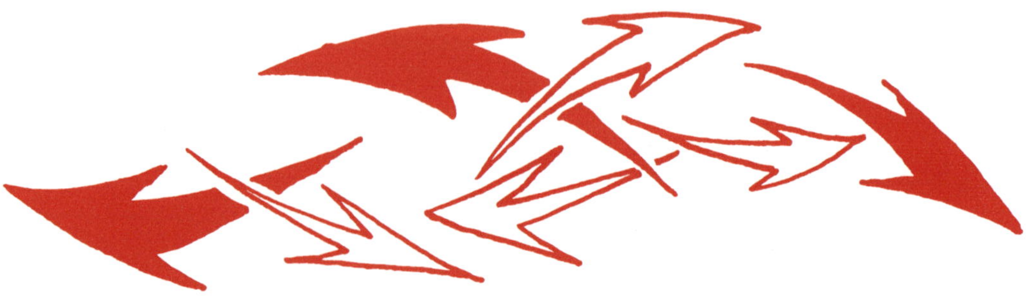

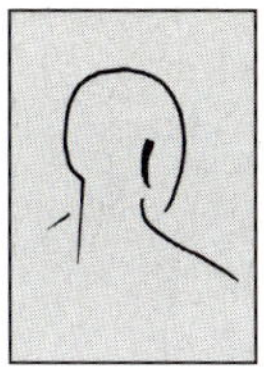
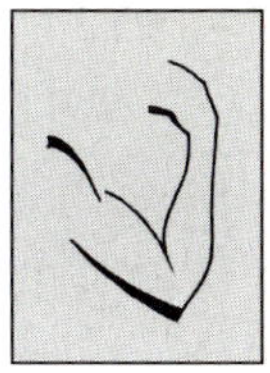

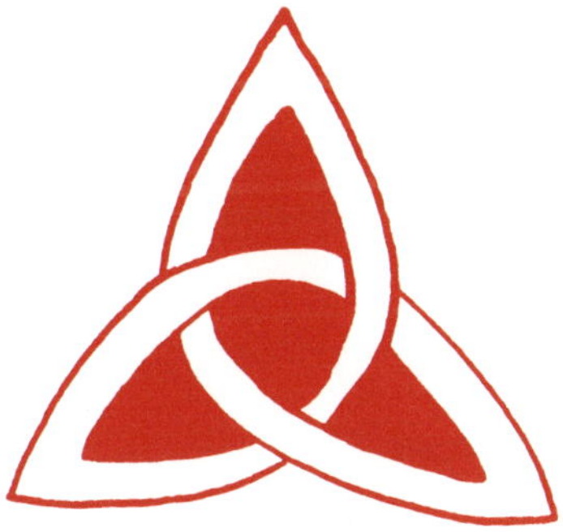
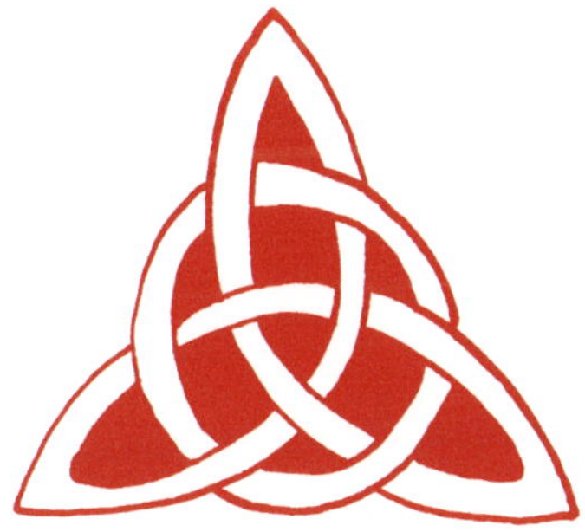

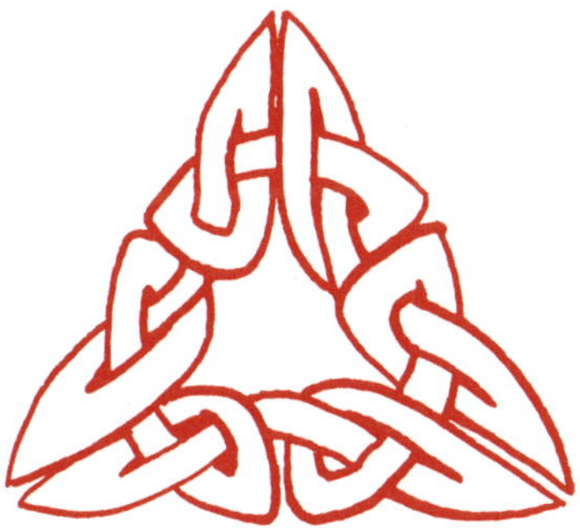
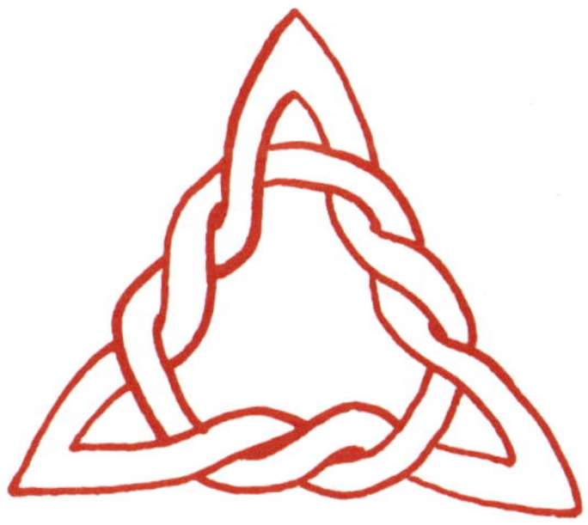

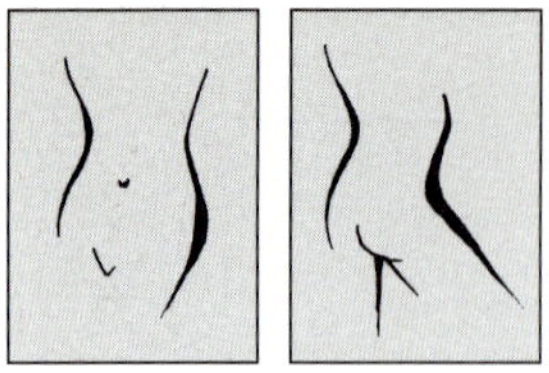

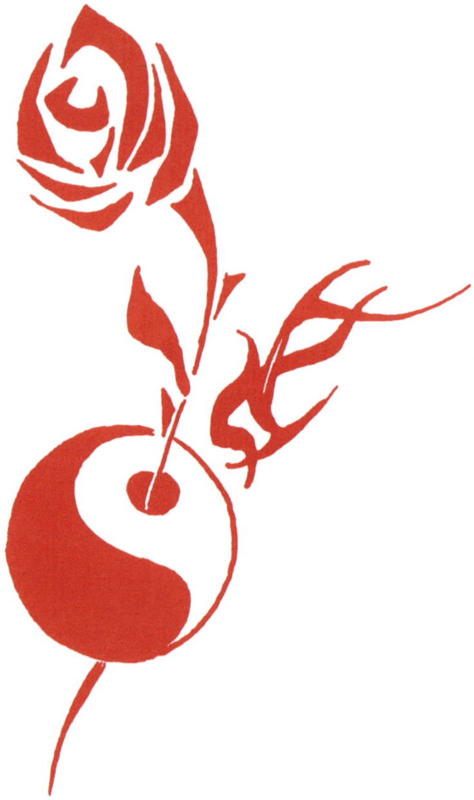

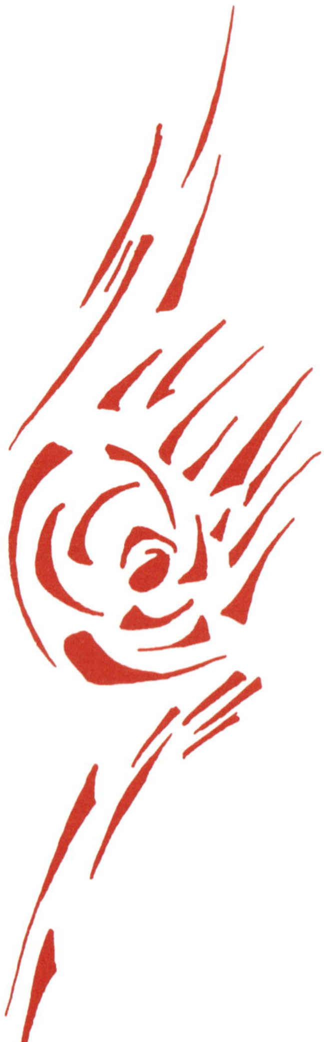

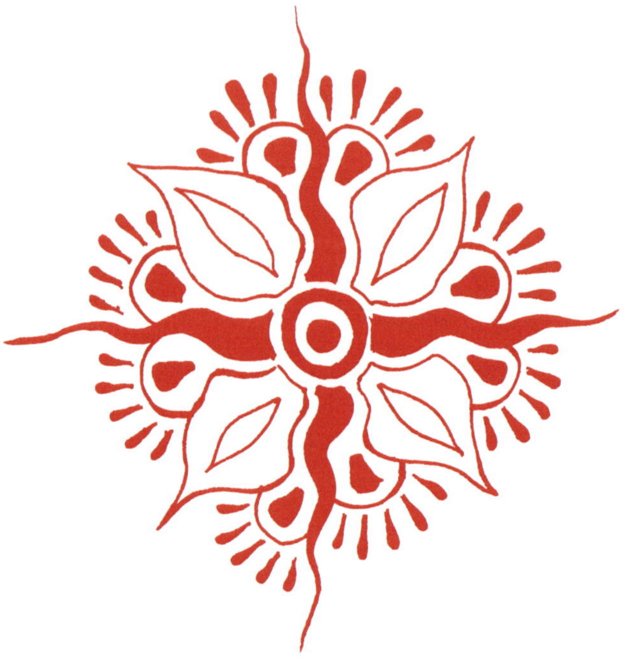

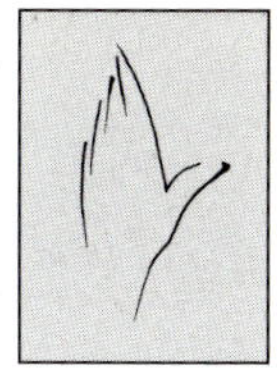

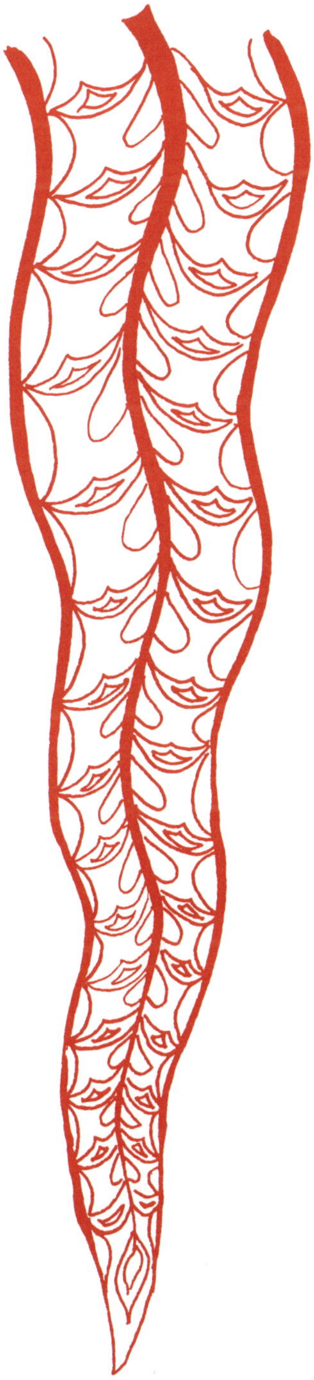

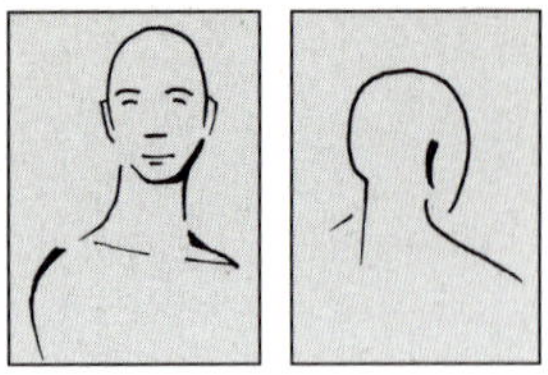

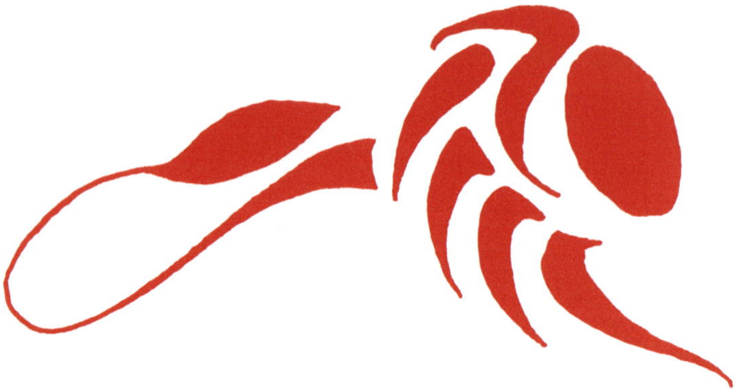

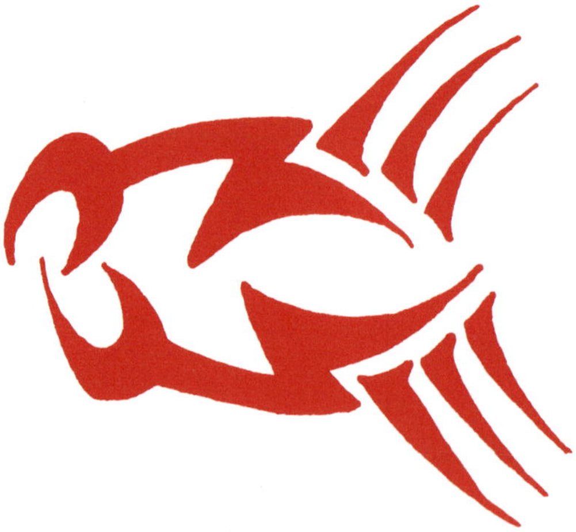

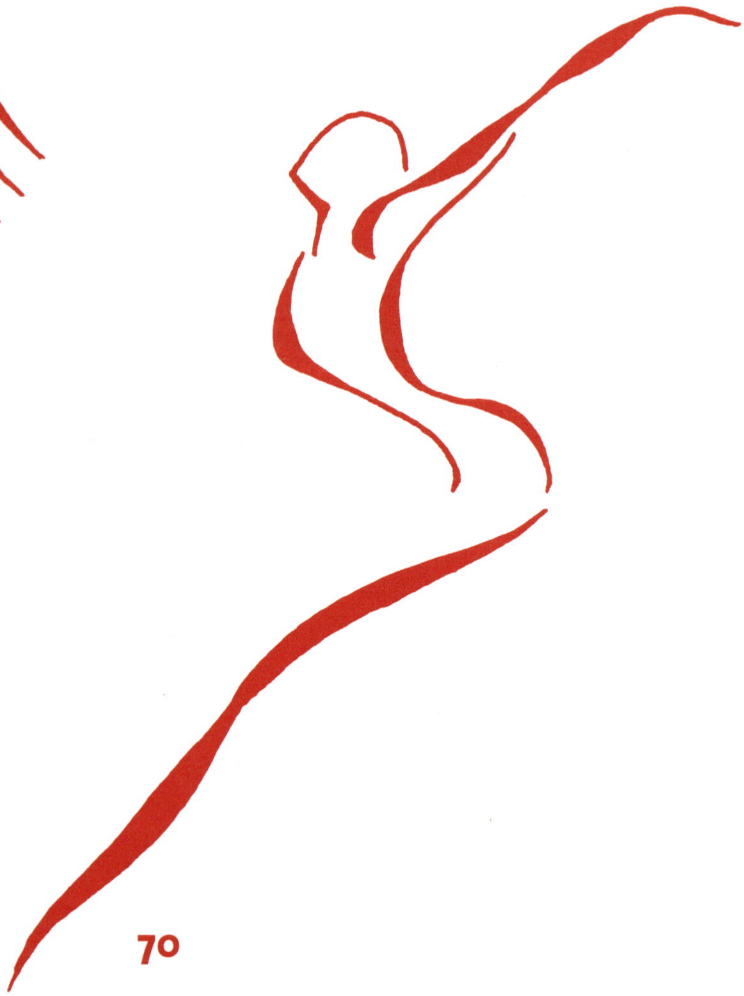

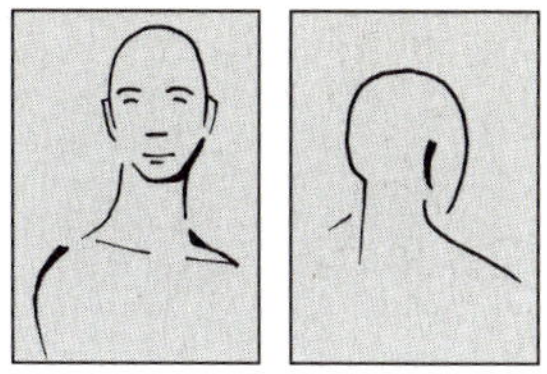

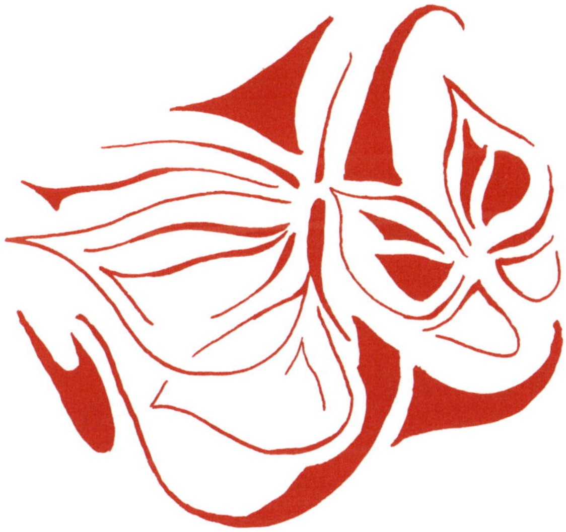

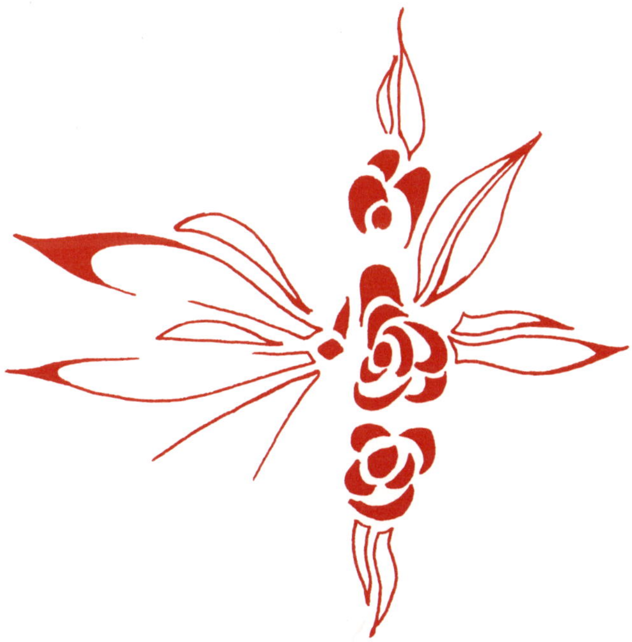

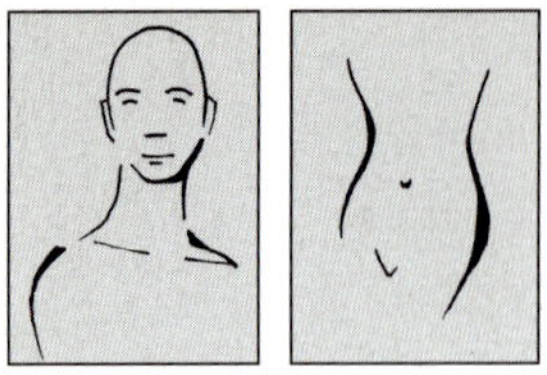

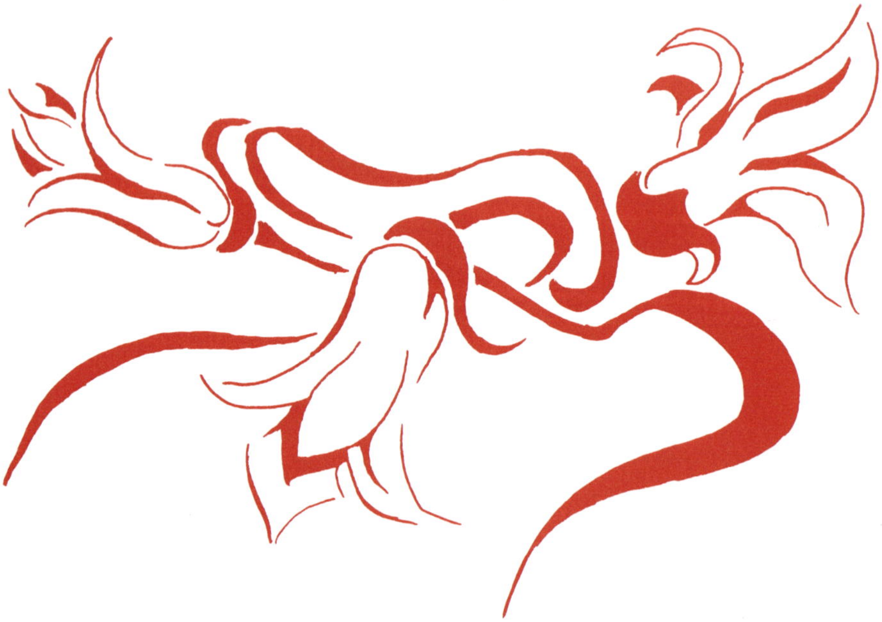

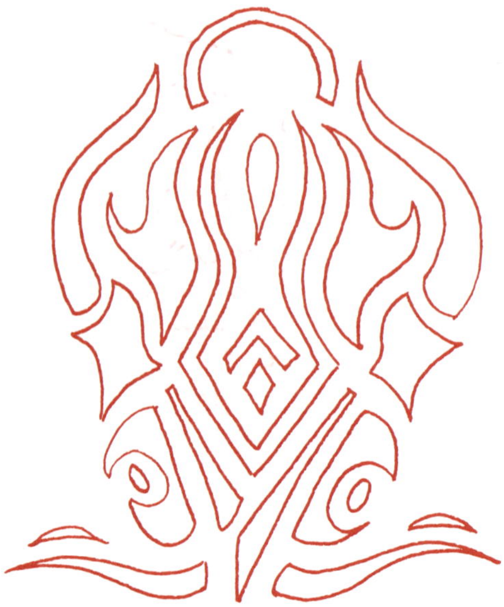

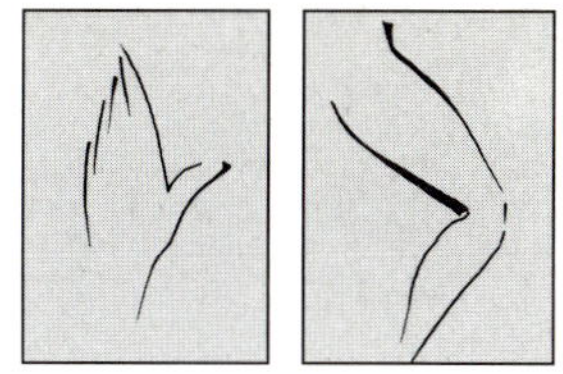

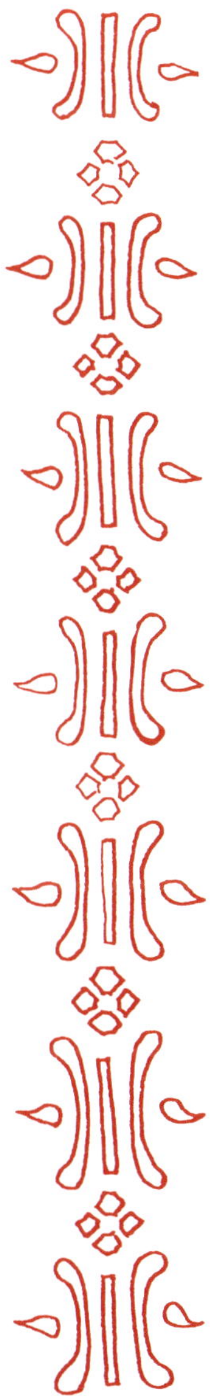

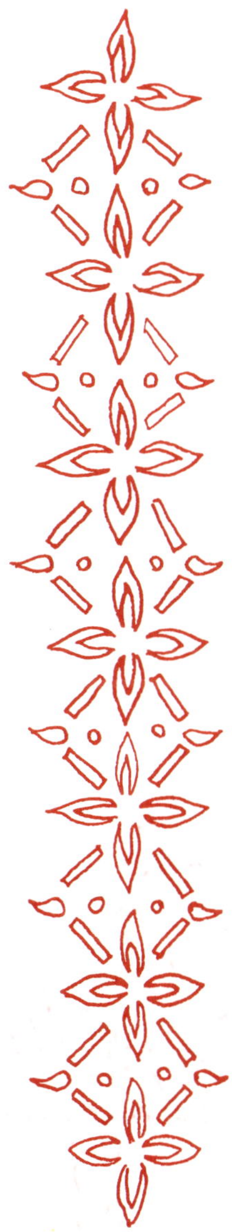

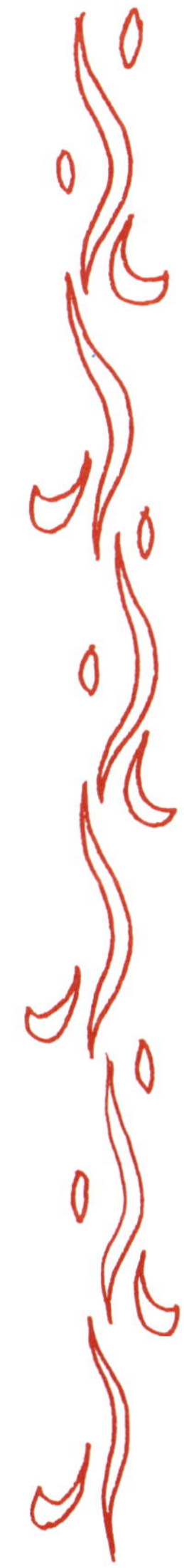

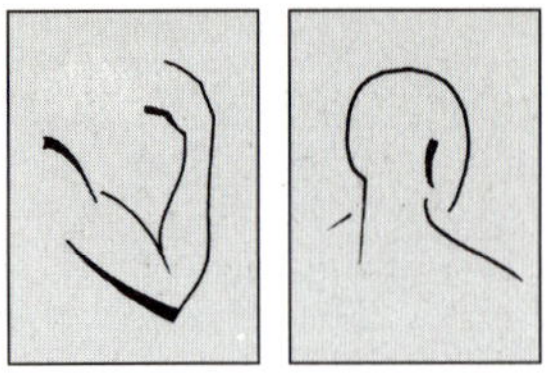

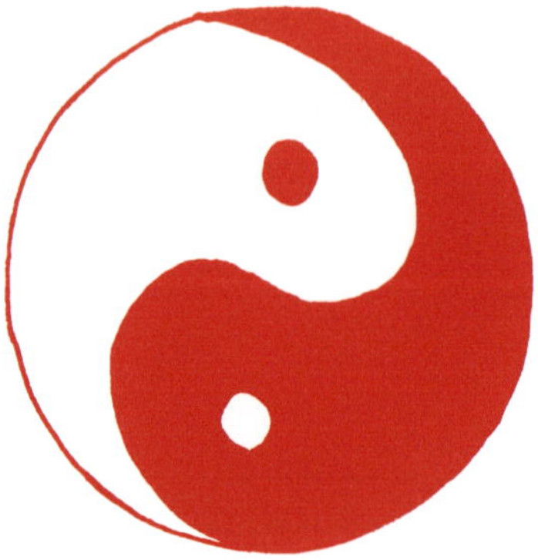

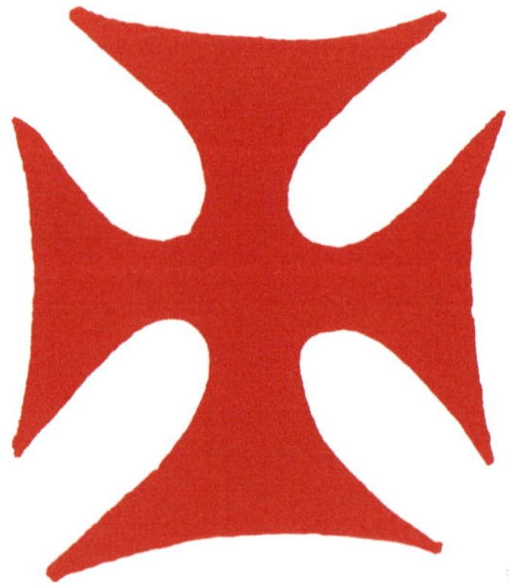

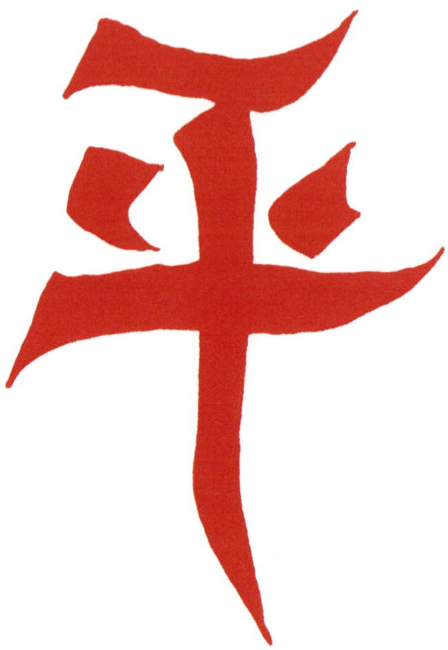

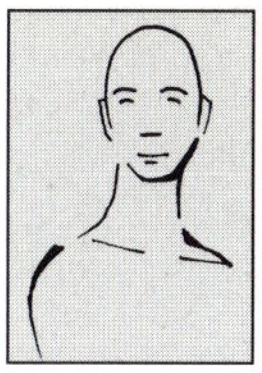
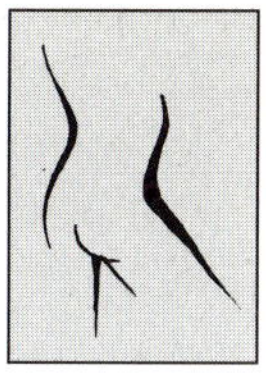
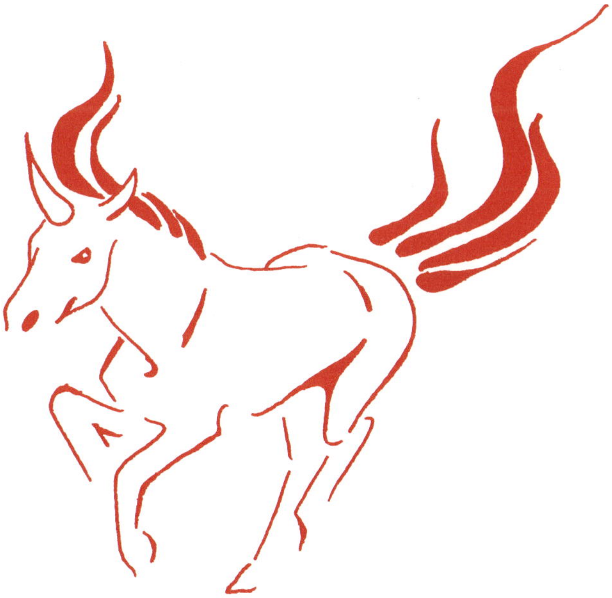
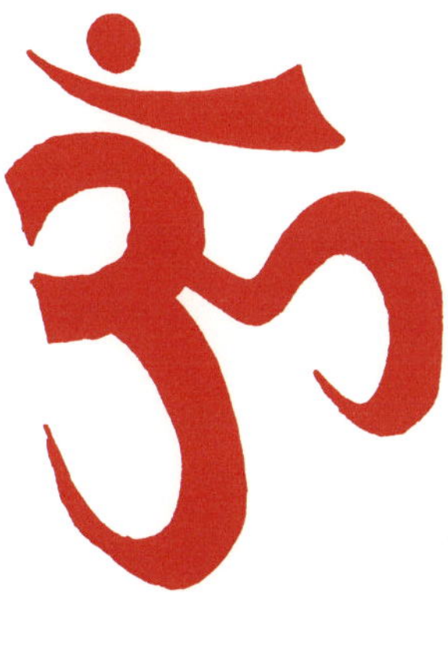
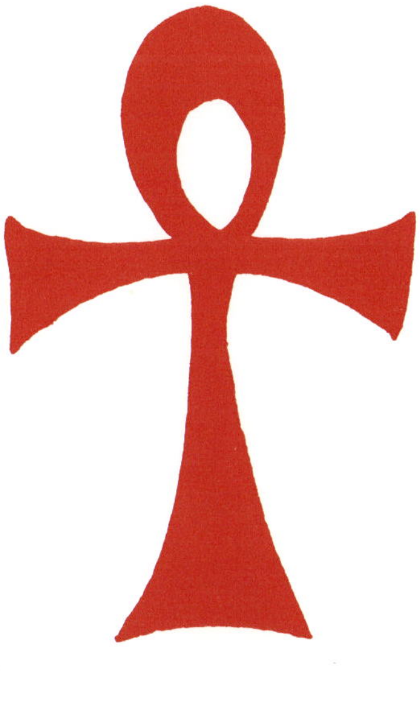

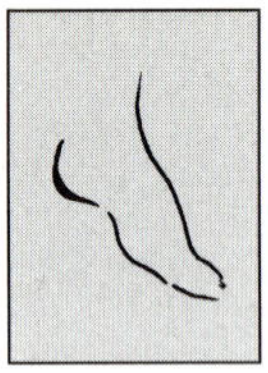

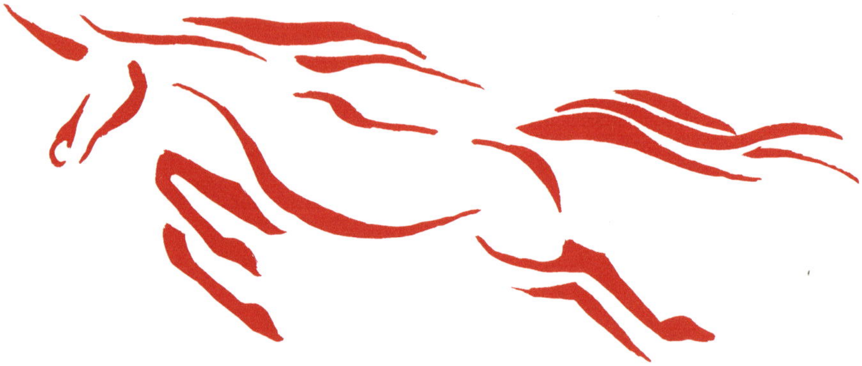

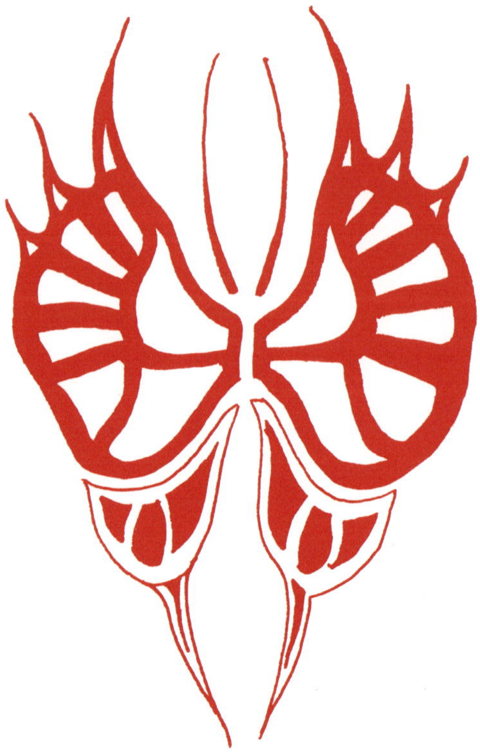

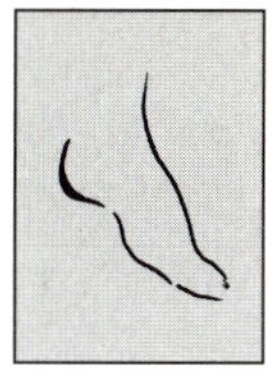

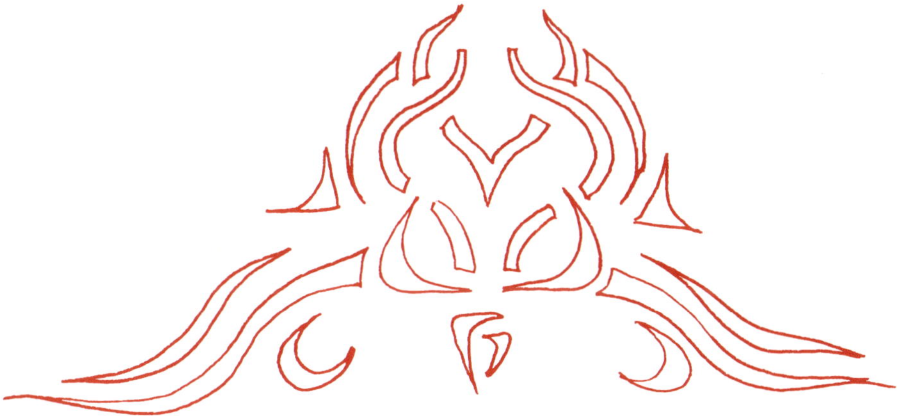

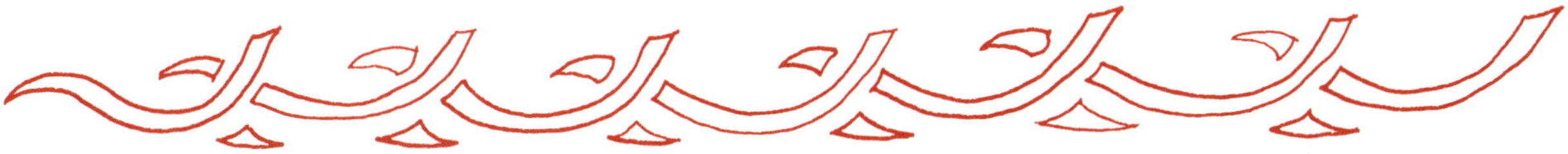

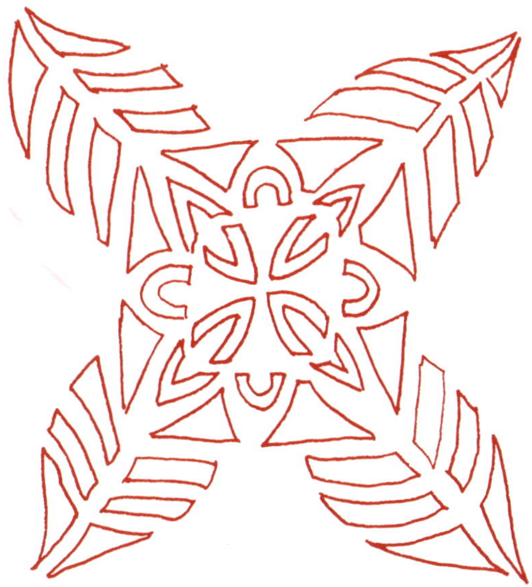

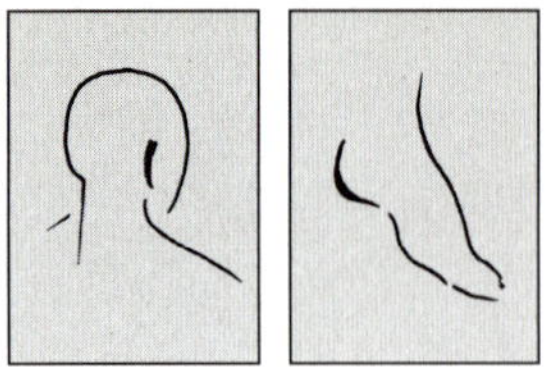

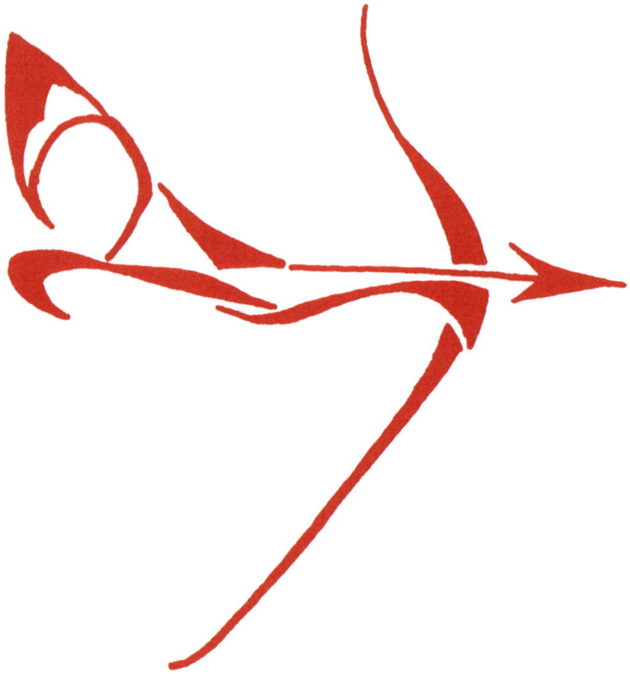

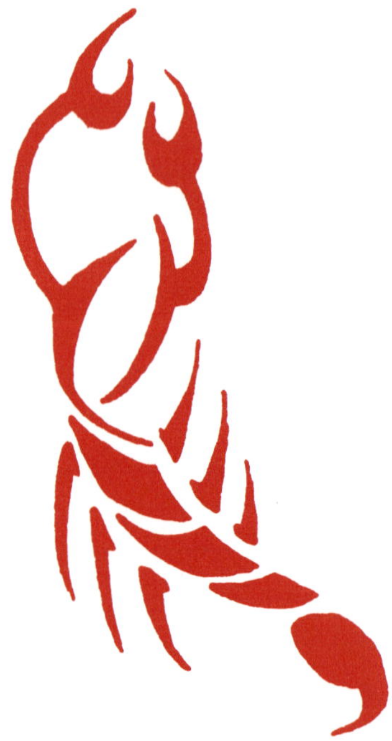

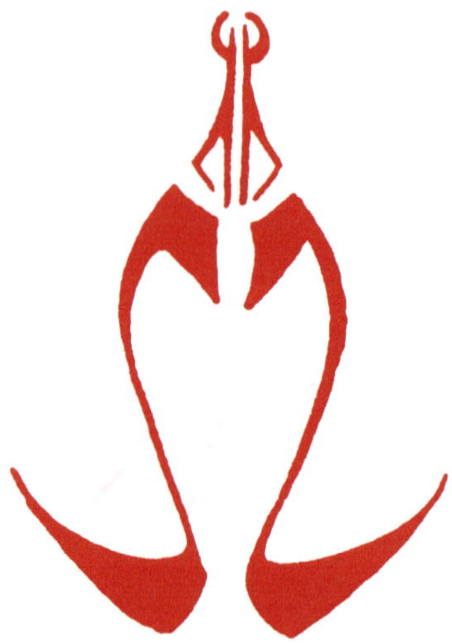

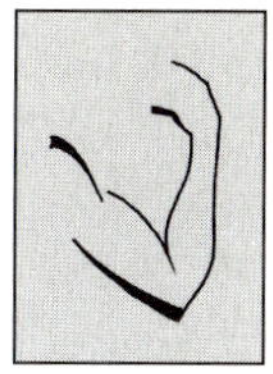

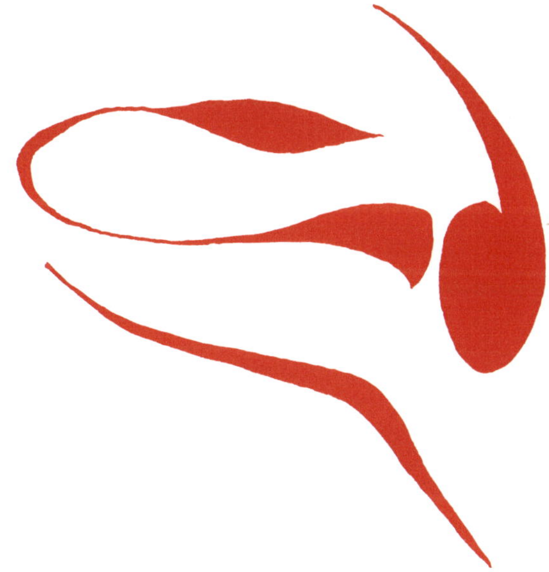

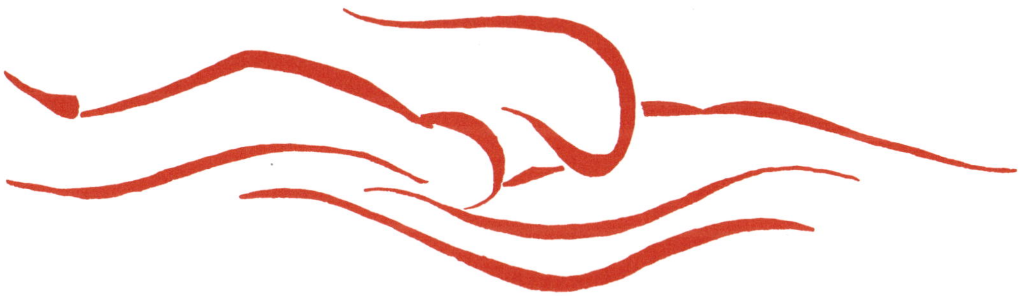

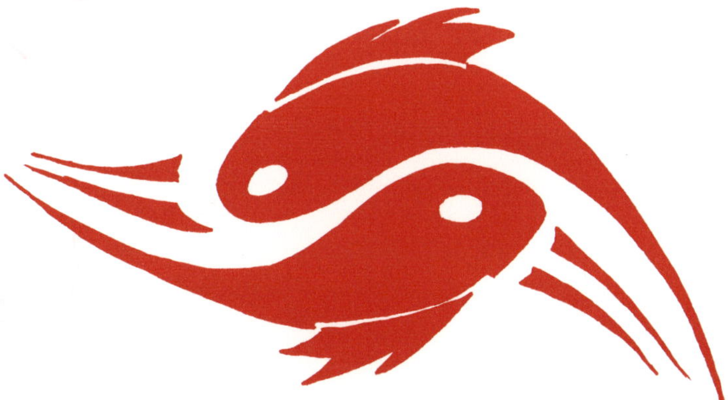

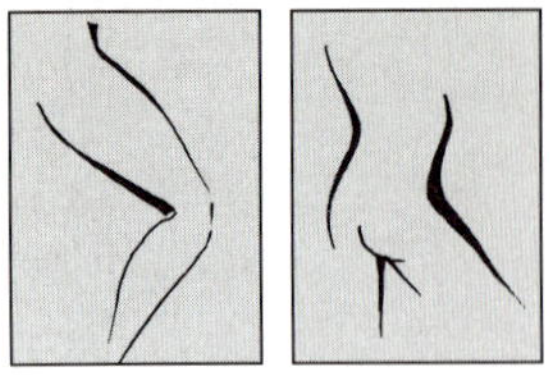

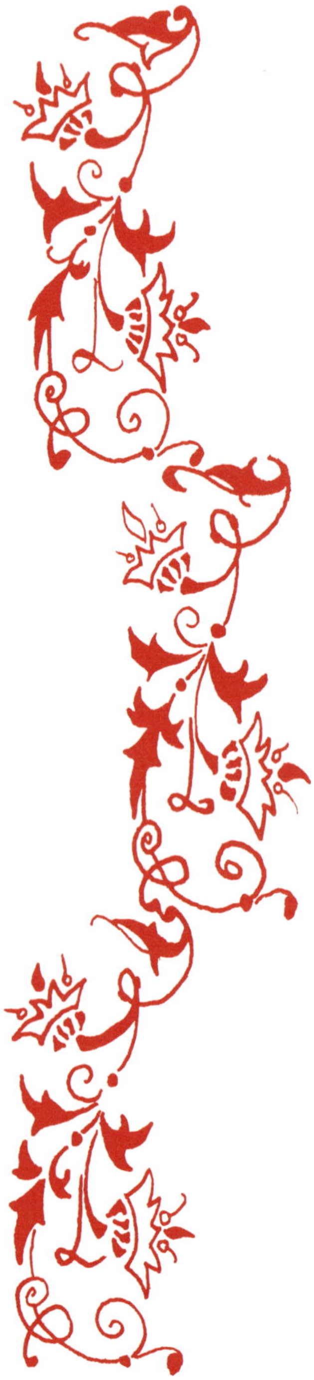

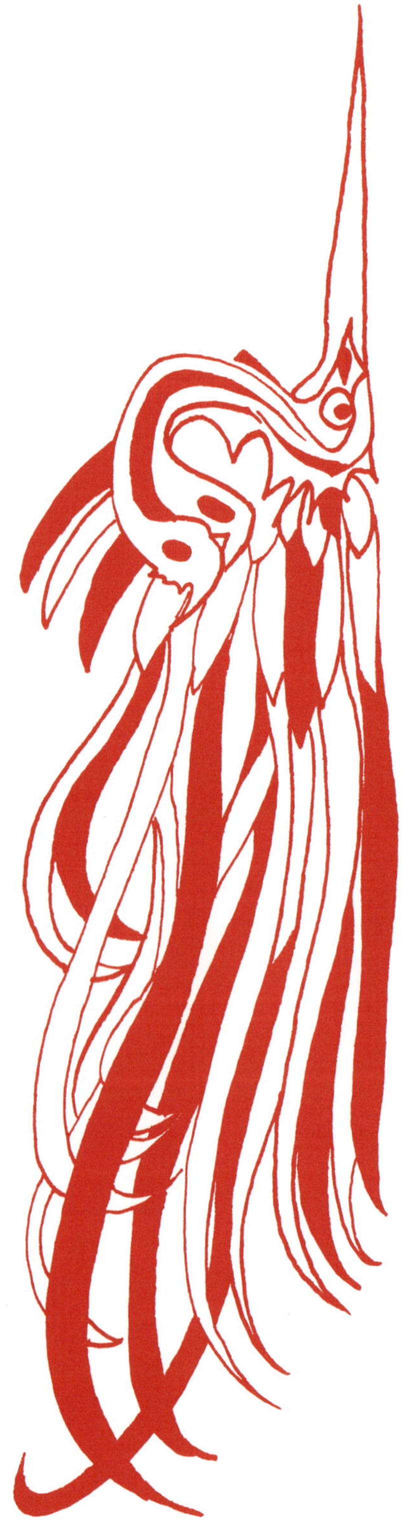

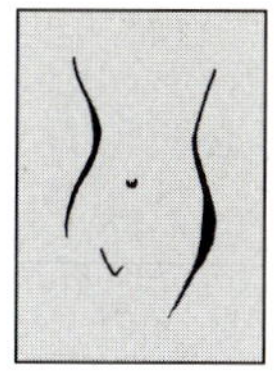

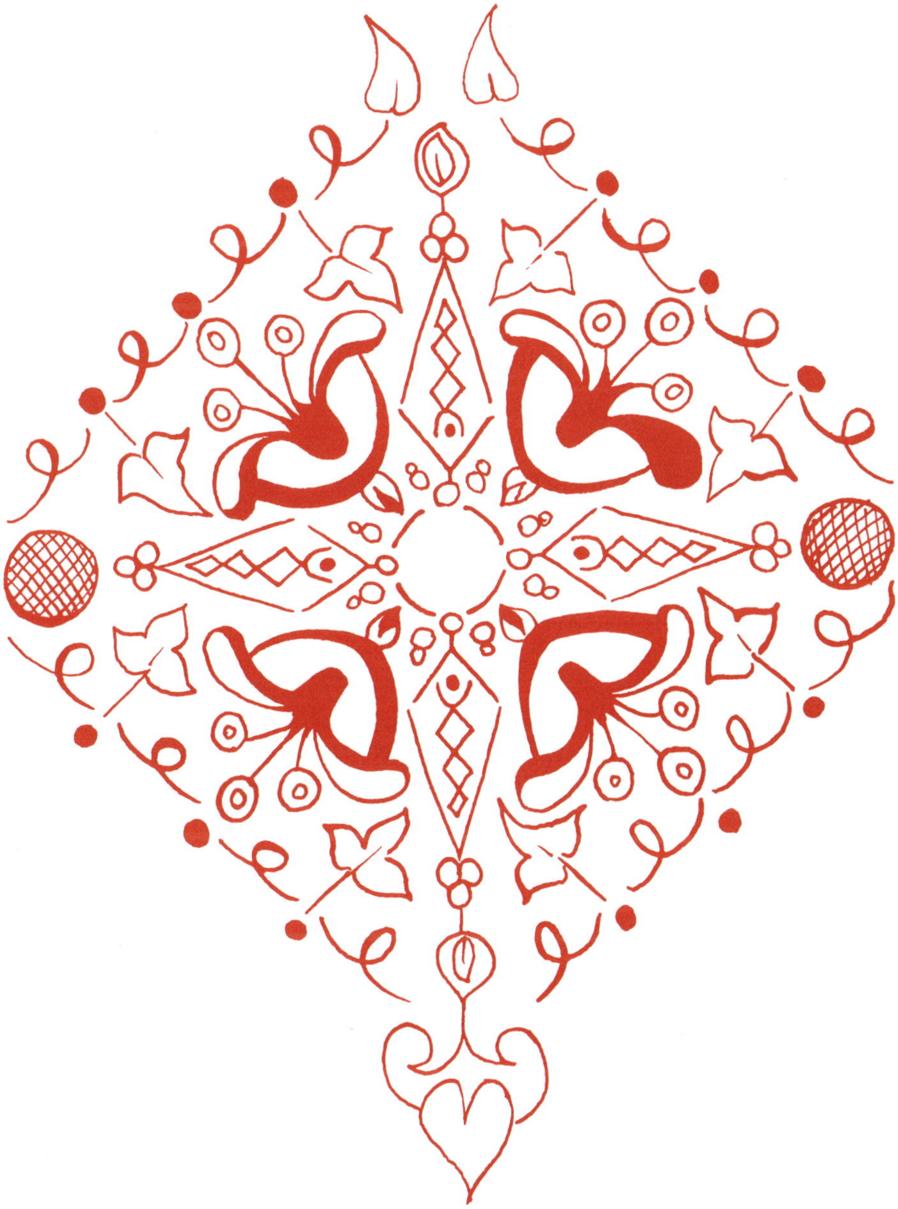

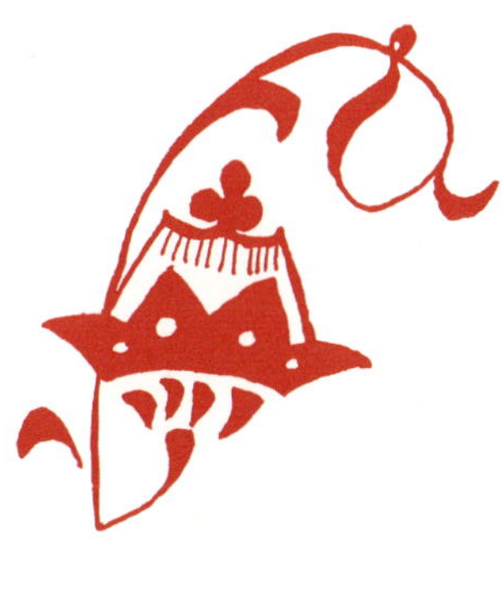

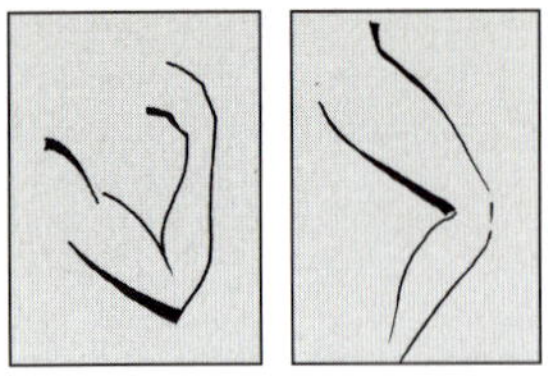

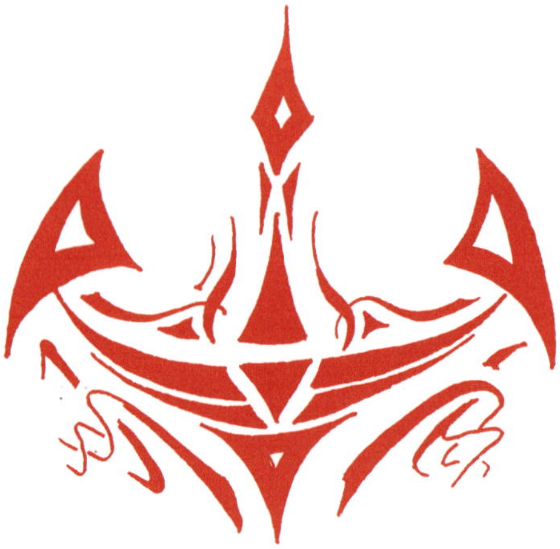

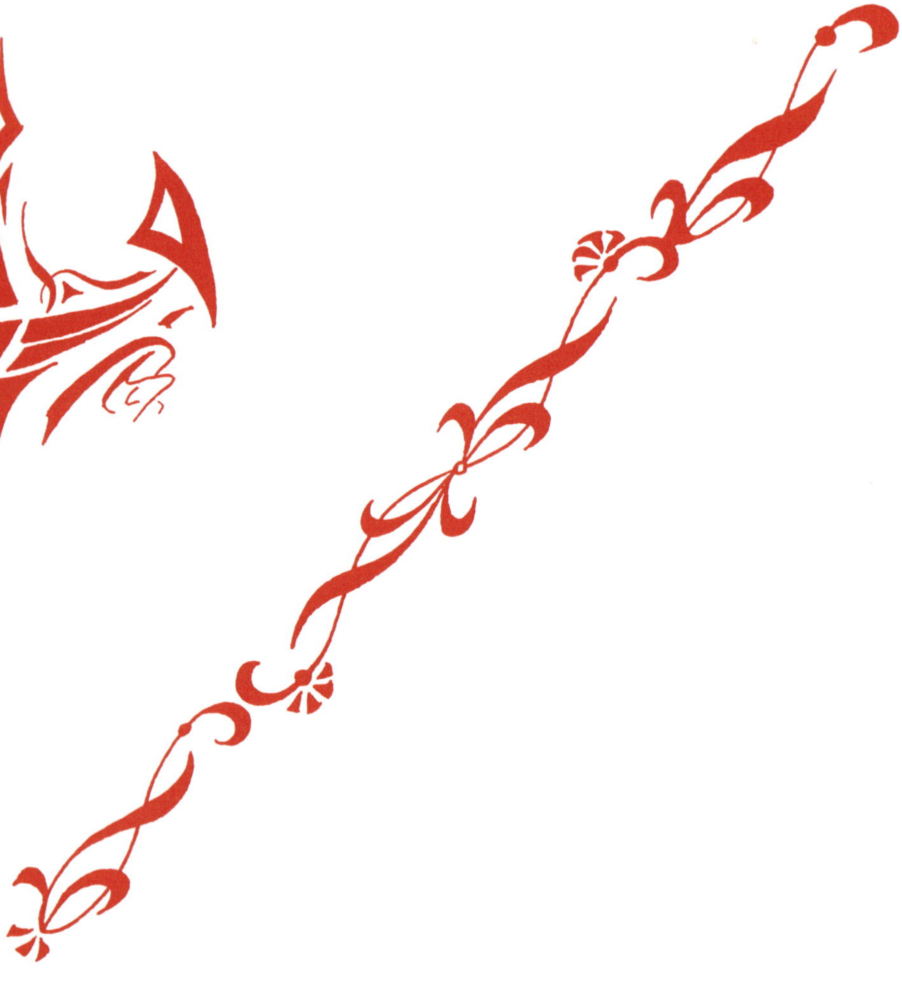

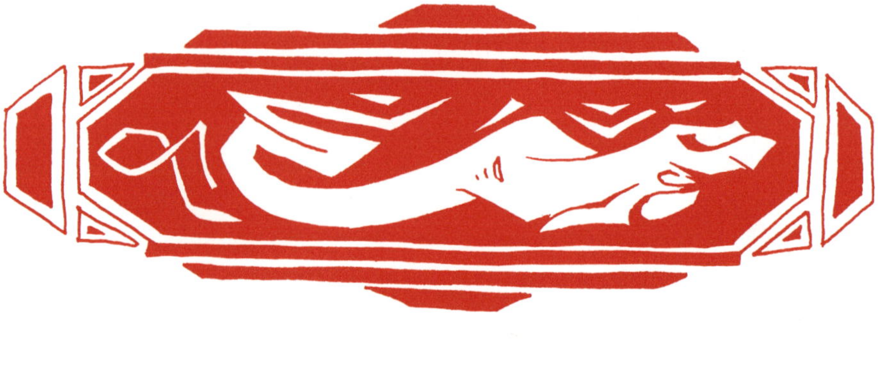

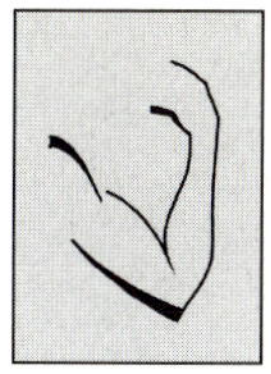

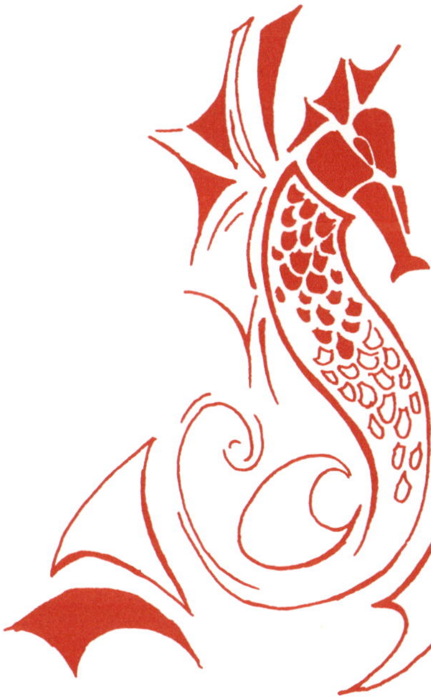

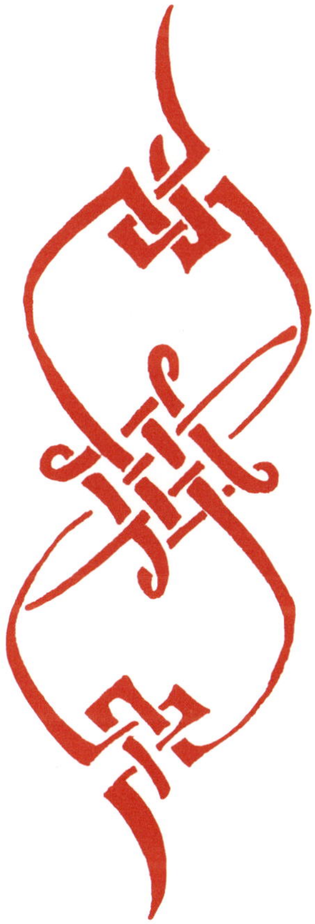

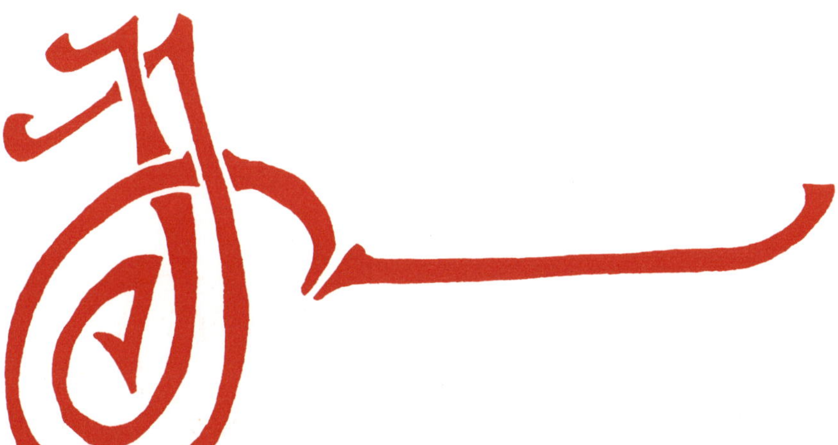

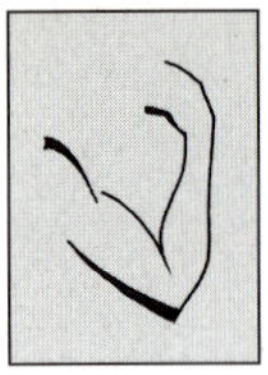

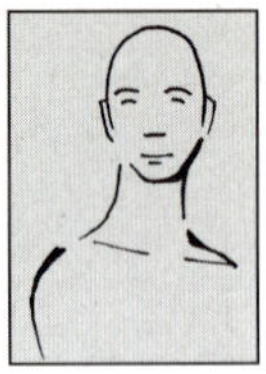

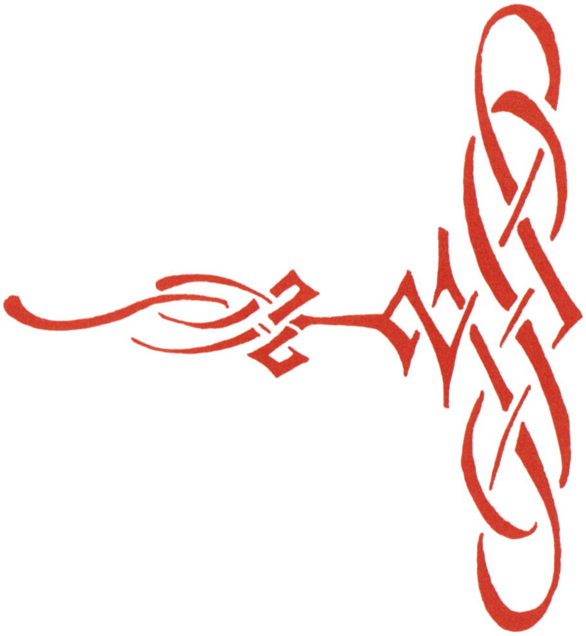

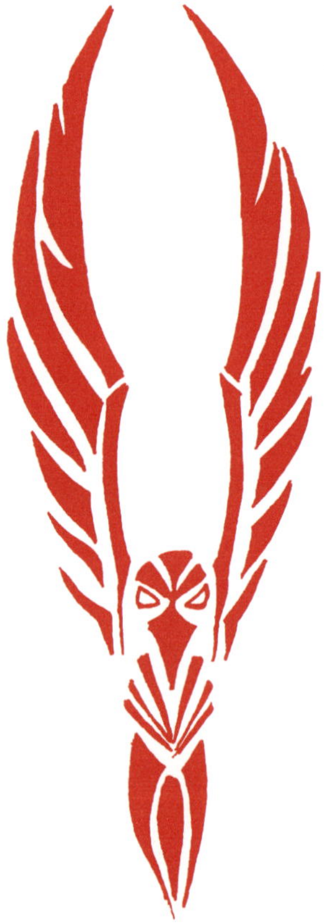

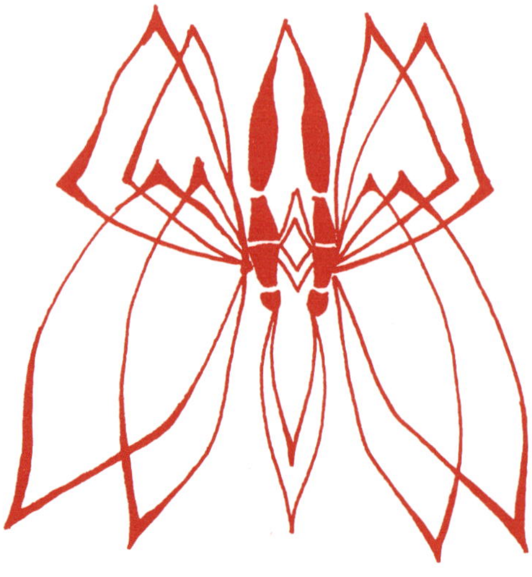

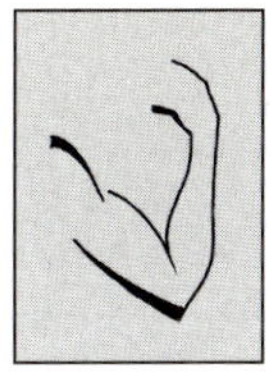

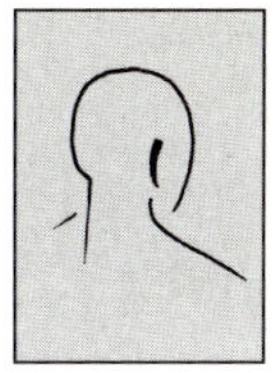

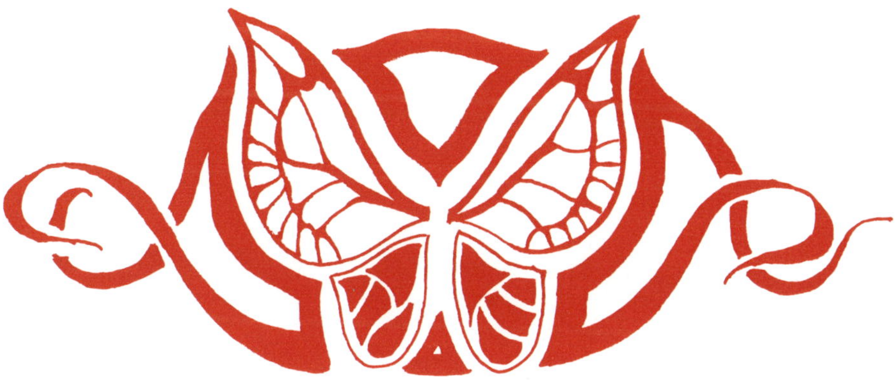

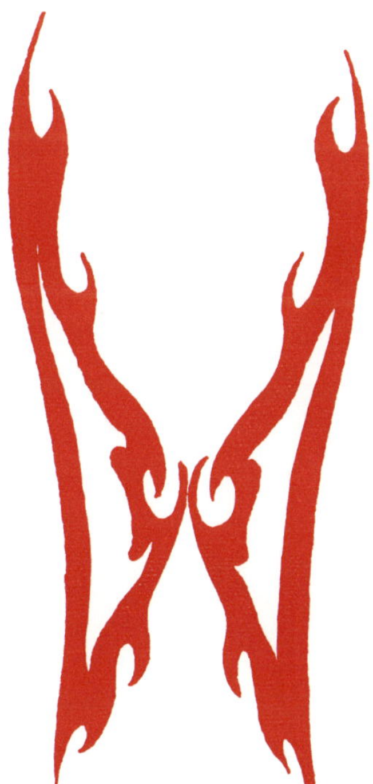

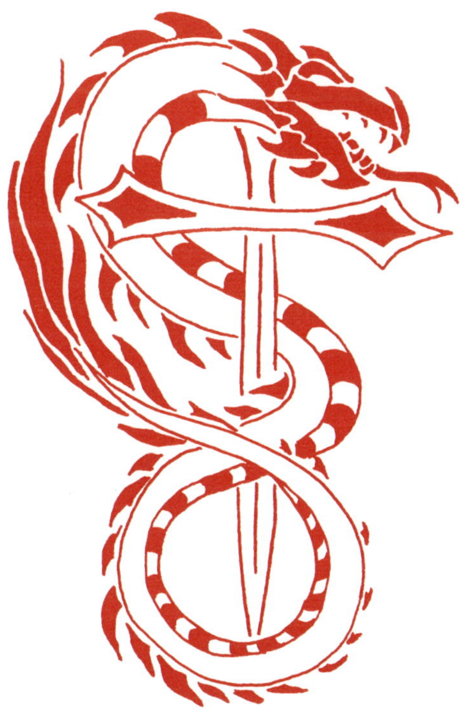

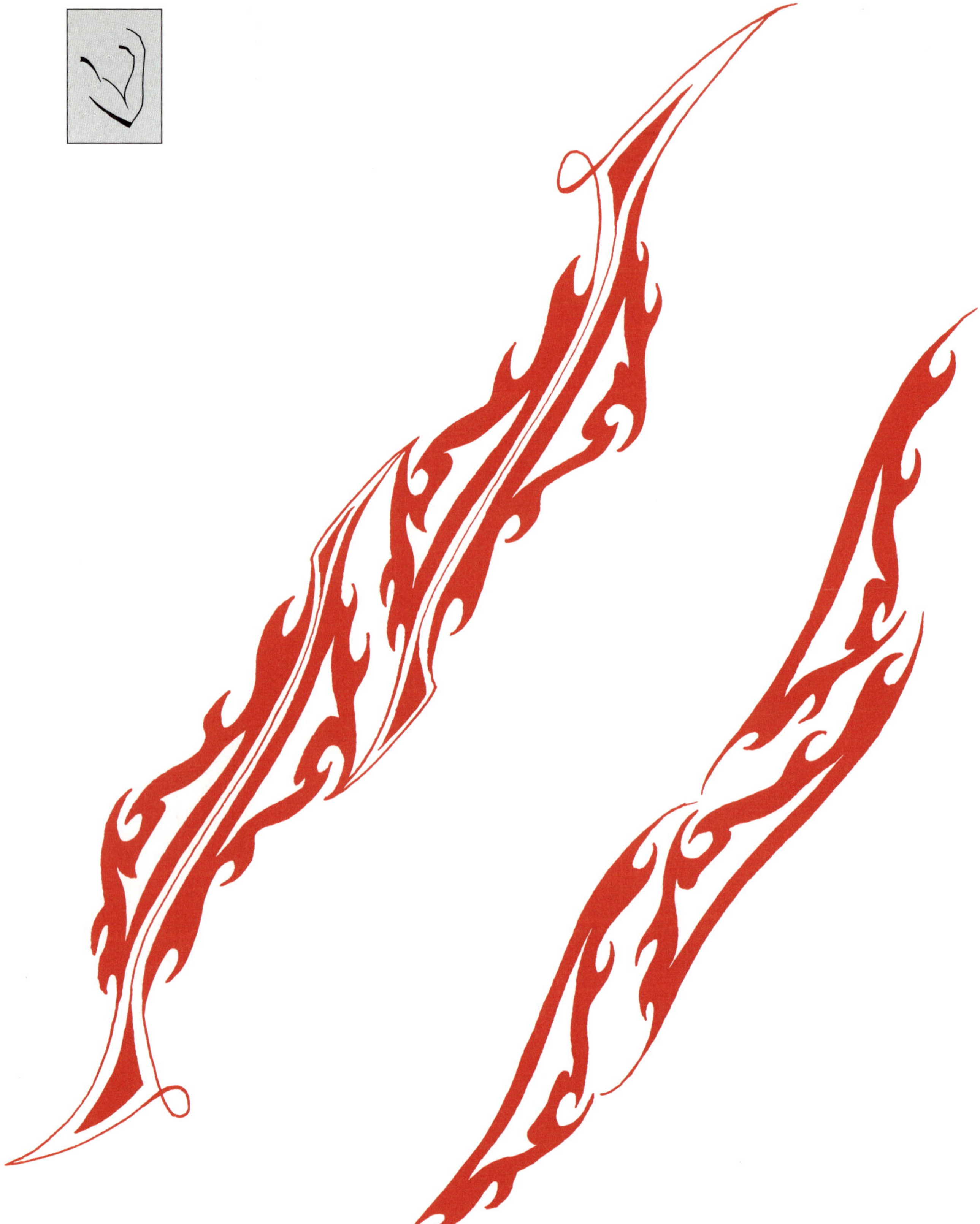

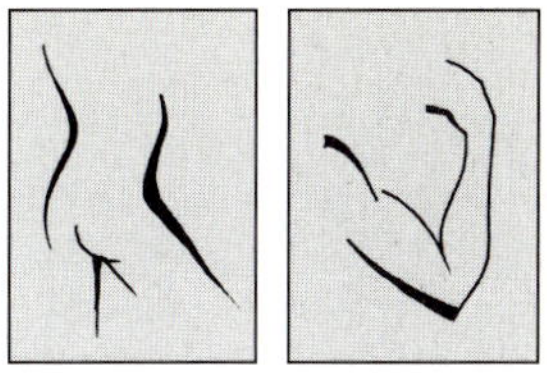

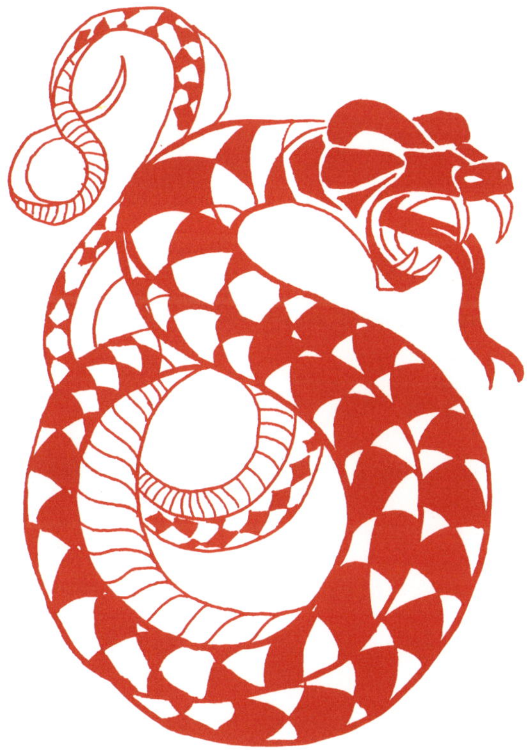

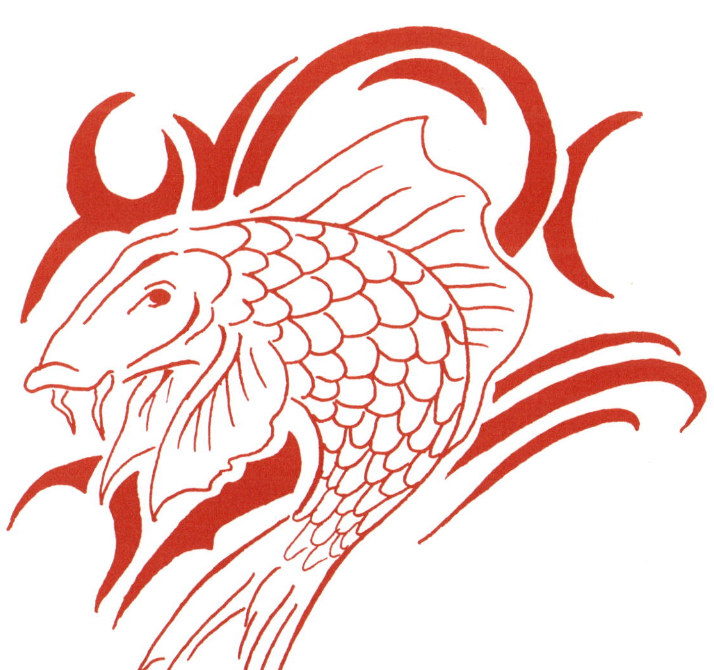

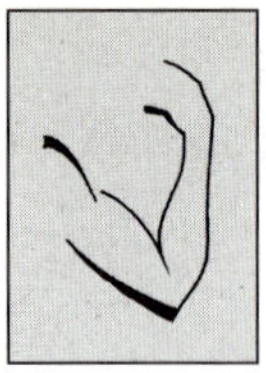

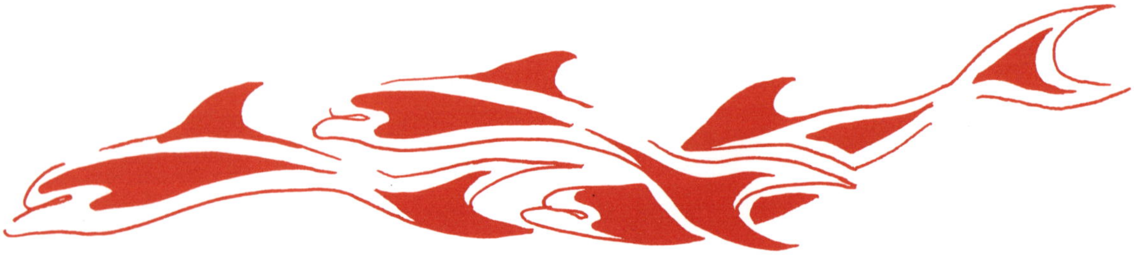

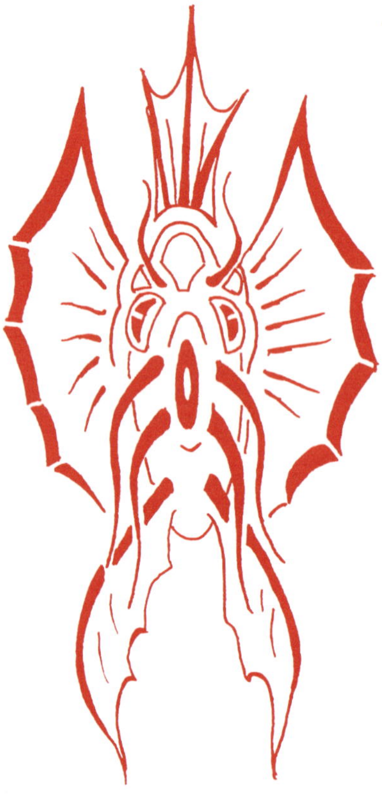

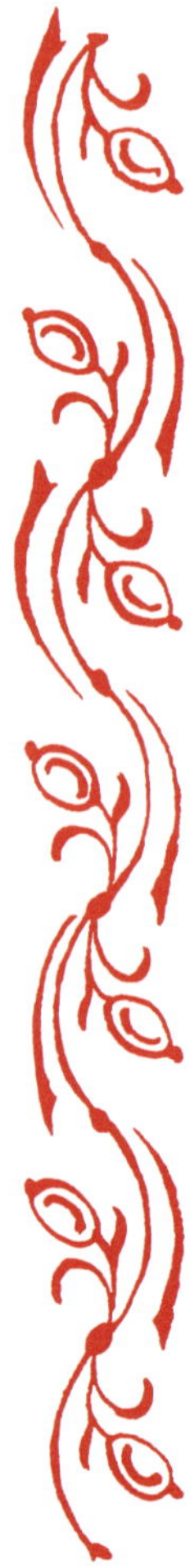

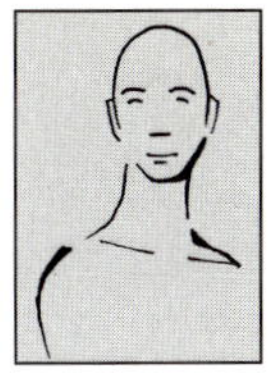

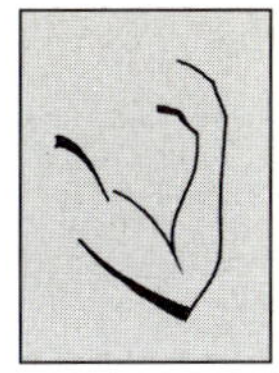

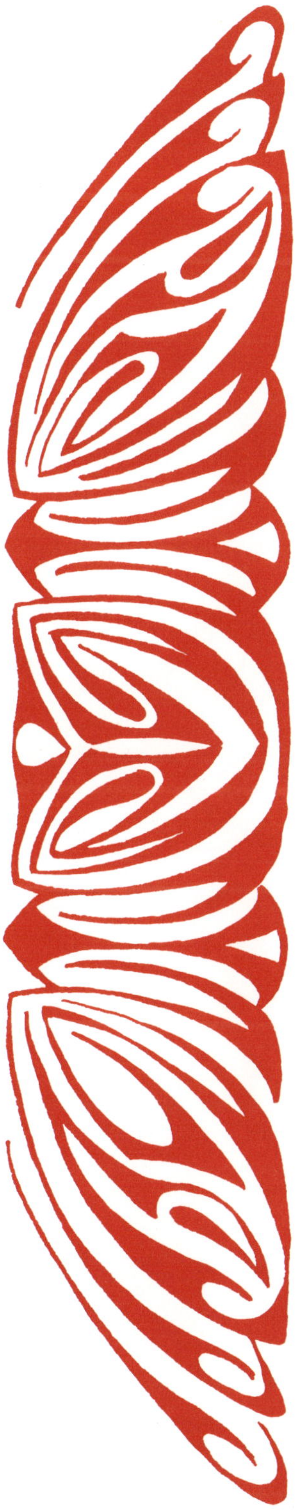

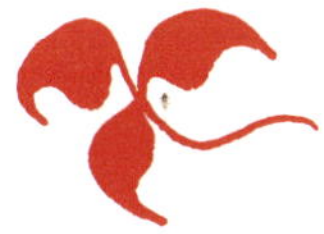

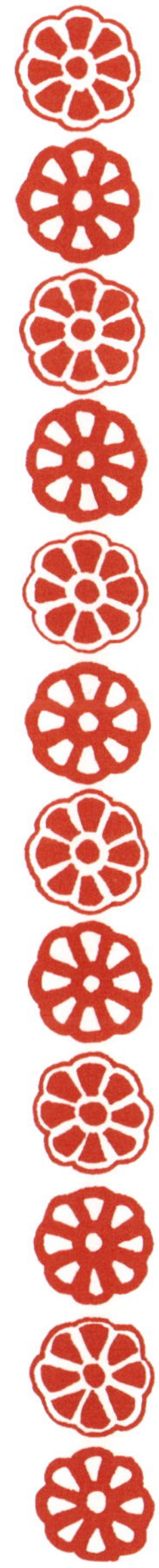

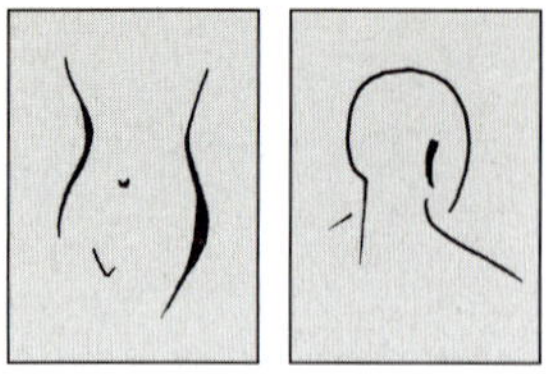

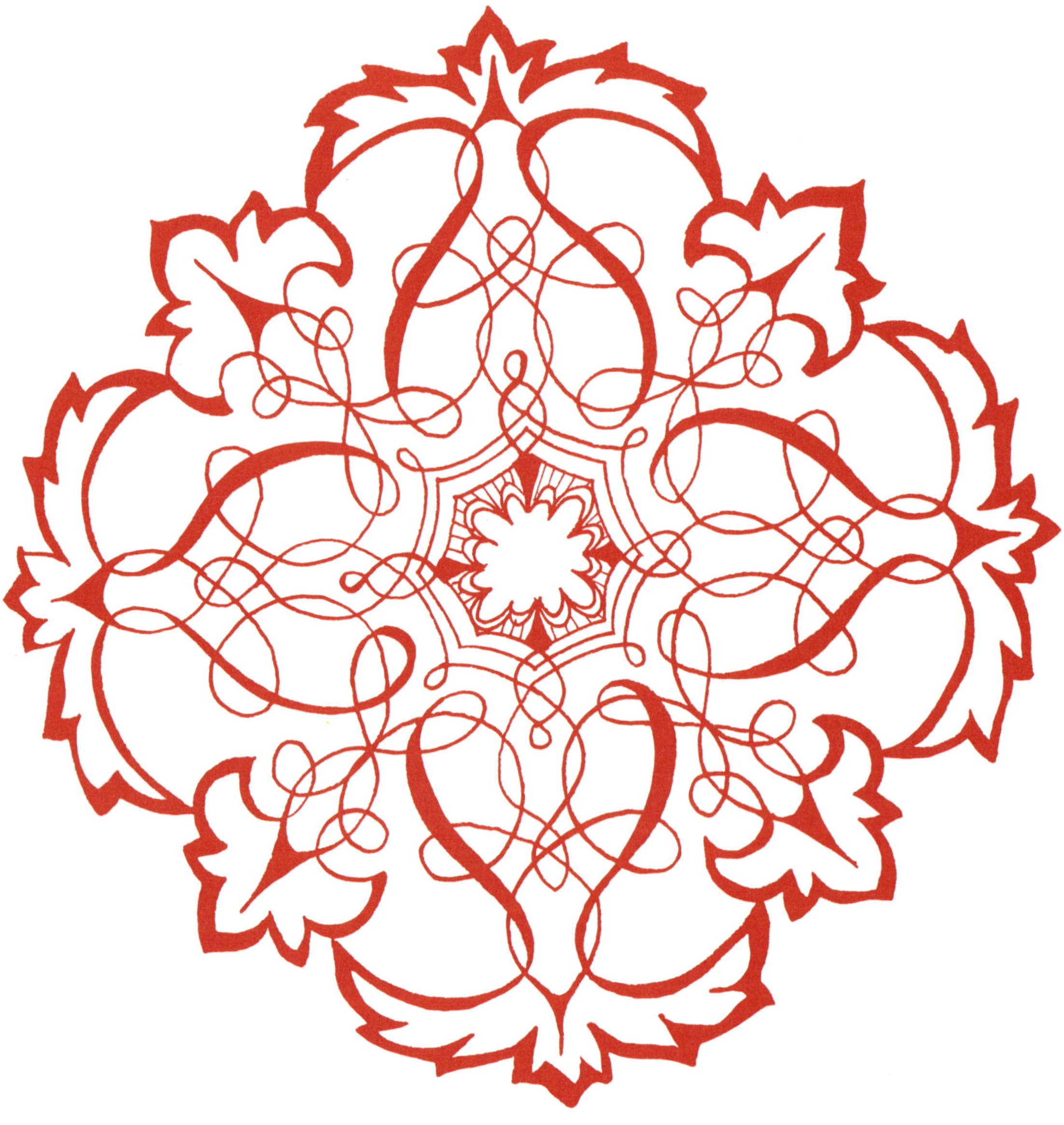

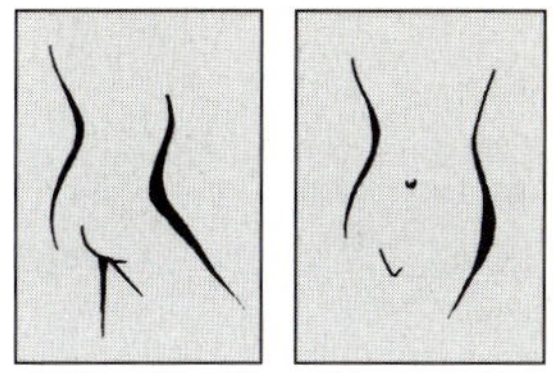

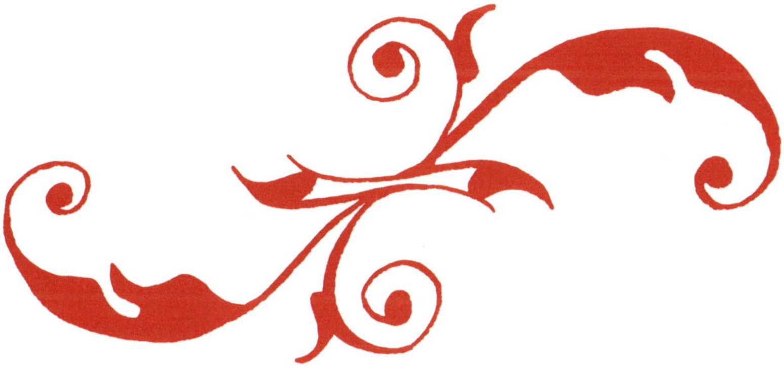

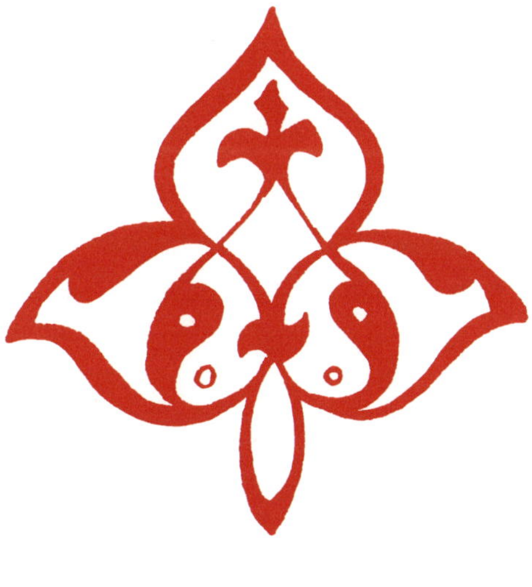

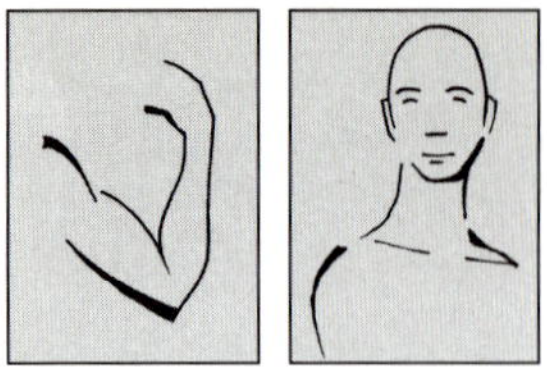

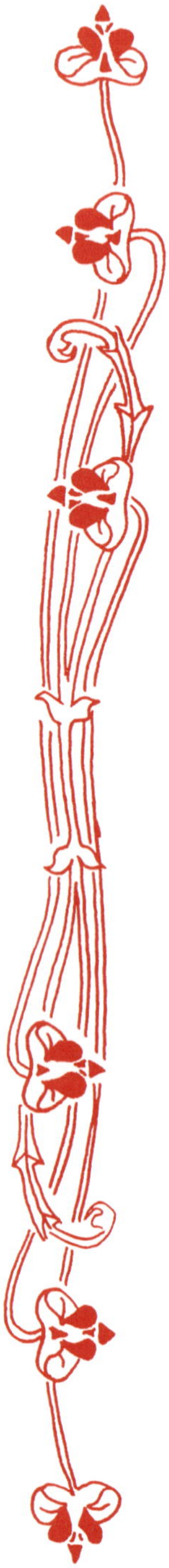

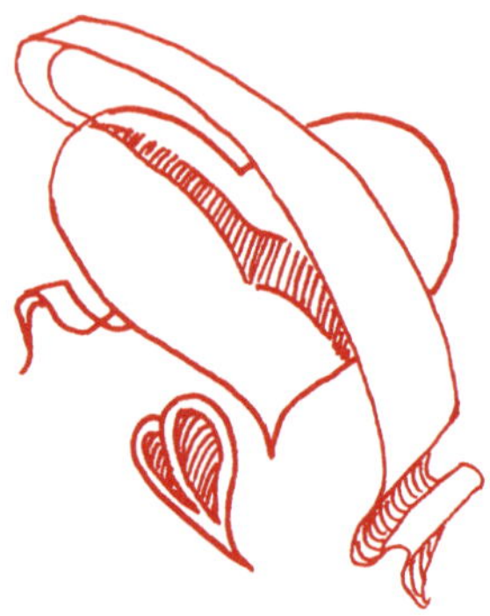

Schablonenmotive

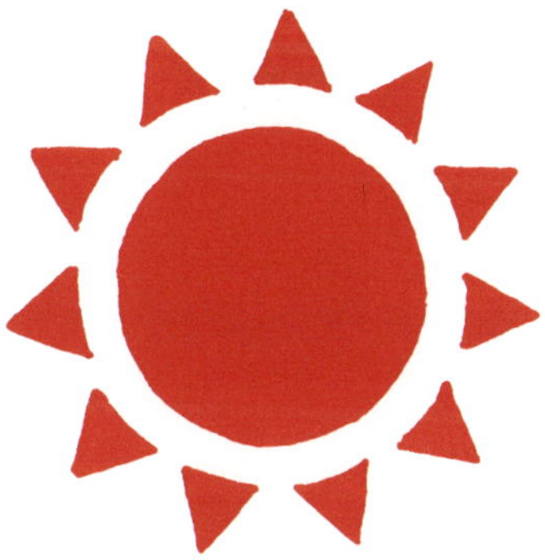

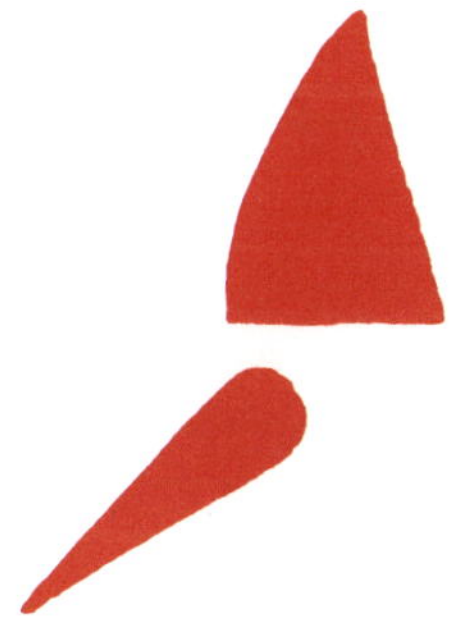

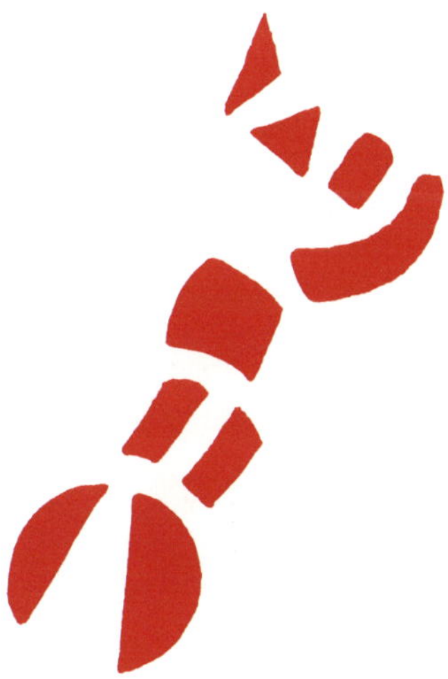

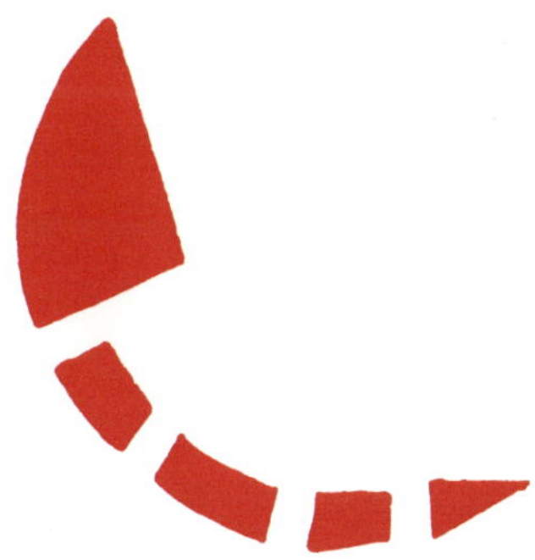

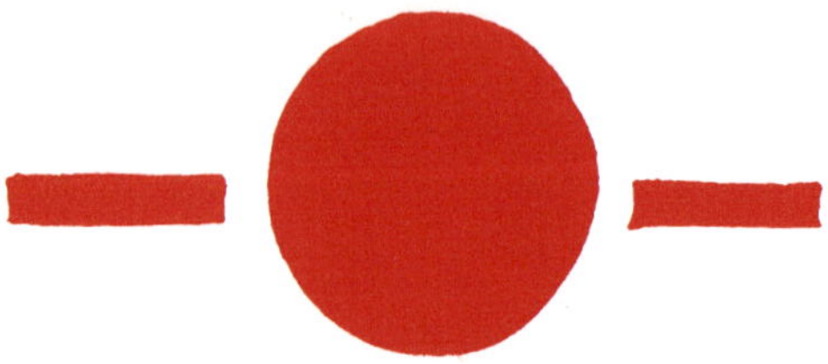

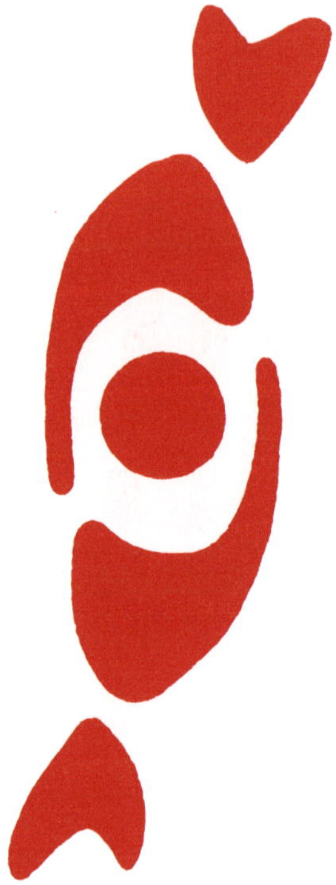

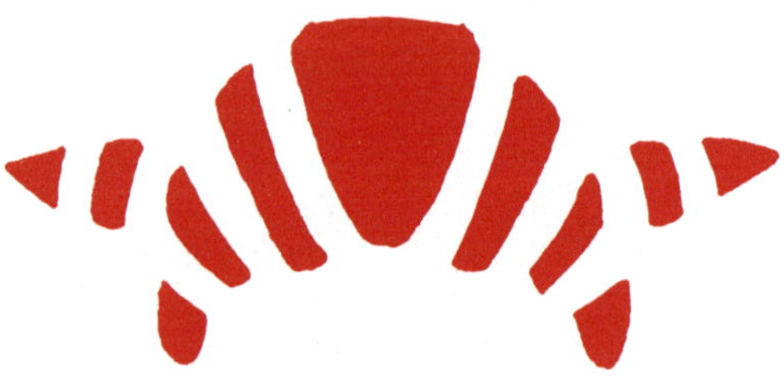

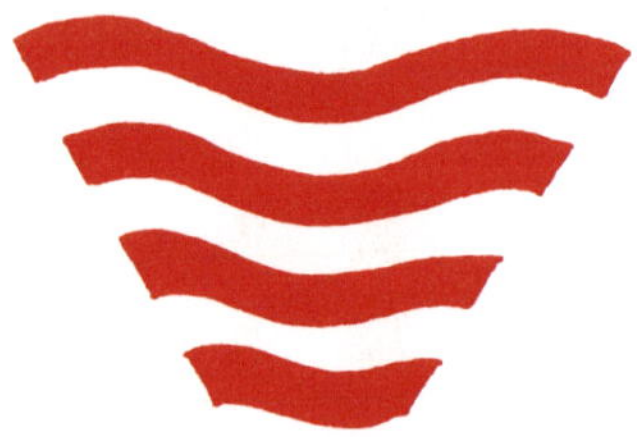

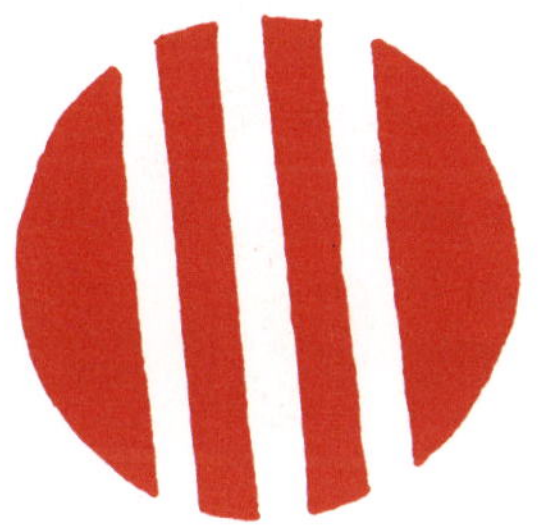

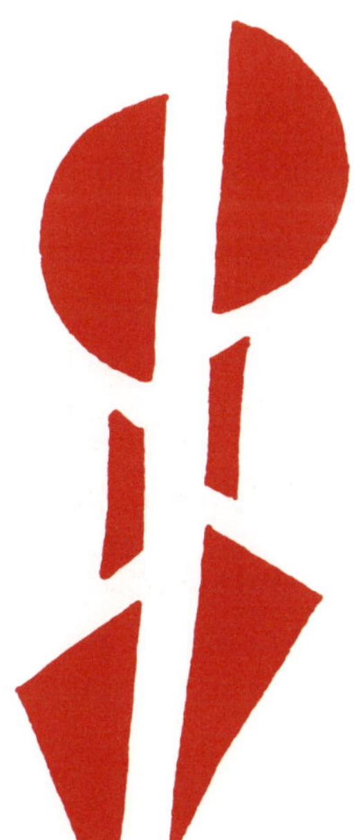

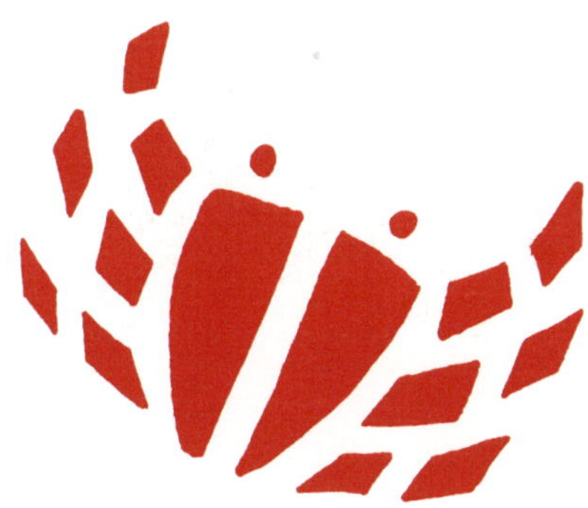

Der Autor

Raju Kurray, gebürtiger Inder, studierte Anglistik und Anthropologie in Indien und in England. Er beschäftigt sich intensiv mit der kulturgeschichtlichen Entwicklung, der Symbolik und Bedeutung von Körperschmuck und in diesem Rahmen speziell mit Schmuckelementen wie Tätowierungen und Körperbemalung. Neben seiner wissenschaftlichen Auseinandersetzung mit diesem Thema ist Raju Kurray auch im populärwissenschaftlichen Bereich als freier Journalist tätig.

Der Illustrator

Benjamin Lennert ist freischaffender Künstler. Geboren 1967 in London, studierte er an der Kunstakademie in London, wo er sein Kunststudium 1989 abschloss. Seine Arbeiten – er setzt hauptsächlich die technischen Mittel der Fotografie und Illustration ein – konnte er bereits in mehreren Ausstellungen, der Öffentlichkeit vorstellen.

Er entwirft u. a. seit zwei Jahren Tattoo-Muster für Tattoo-Shops.

Haftungsausschluss

Die Inhalte dieses Buches sind sorgfältig recherchiert und erarbeitet worden. Dennoch können weder die Autoren noch der Verlag für alle Angaben im Buch eine Haftung übernehmen.

Bildnachweis
Umschlagbilder sowie alle Fotografien und Illustrationen im Innenteil: Weltbild Buchverlag, Archiv

Augustus Verlag

6. Auflage 1999

Redaktion: Christine Bier / Sylvie Hinderberger, München
Umschlag, Grafische Gestaltung und DTP/Satz: Dirk Risch, München · Berlin
Reproduktion: Kaltner Media GmbH, Bobingen
Druck und Bindung: Appl, Wemding
Gedruckt auf chlorfrei gebleichtem Papier

Printed in Germany

ISBN 3-8043-0469-9